经方误案

得失录

· 陈日含 著

全国百佳图书出版单位
中国中医药出版社
· 北 京 ·

图书在版编目（CIP）数据

经方误案得失录 / 陈日含著. -- 北京：中国中医药
出版社，2025.1
ISBN 978-7-5132-8802-6

Ⅰ.①经… Ⅱ.①陈… Ⅲ.①脉诊 Ⅳ.① R241.2

中国国家版本馆 CIP 数据核字（2024）第 106618 号

中国中医药出版社出版
北京经济技术开发区科创十三街 31 号院二区 8 号楼
邮政编码　100176
传真　010-64405721
廊坊市佳艺印务有限公司印刷
各地新华书店经销

开本 710×1000　1/16　印张 11　字数 185 千字
2025 年 1 月第 1 版　2025 年 1 月第 1 次印刷
书号　ISBN 978 – 7 – 5132 – 8802 – 6

定价　48.00 元
网址　www.cptcm.com

服 务 热 线　010-64405510
购 书 热 线　010-89535836
维 权 打 假　010-64405753

微信服务号　zgzyycbs
微商城网址　https://kdt.im/LIdUGr
官方微博　http://e.weibo.com/cptcm
天猫旗舰店网址　https://zgzyycbs.tmall.com

如有印装质量问题请与本社出版部联系（010-64405510）

许　序

秦汉前神农氏日取玉石草木禽兽虫鱼米谷之属，历试之，亲尝之并以五行类别，并缔创经方医派。岐黄人以手感循经脉，九针刺之，参星独创经脉医学。且扁鹊、秦和与缓等医家的脉诊"洞微膏肓"已类似当代 B 超、CT 透视人体的能力。《神农本草经》说"春秋时，和与缓，神于医者也"。秦汉后张仲景继承和发展经方一脉，旁悟经脉医学，以气窥脏腑功能，以证离散疾病、演绎六经辨证。

中医人最伟大的思维就是审时度势，他们没有深入研究疾病的病原菌种类，而十分注重人体的正气和疾病传播的媒介。不去研究疾病诊断的工具，却以简单的四诊并能获知疾病的感知。特别是脉诊这种徒手辨证诊病的技法，彰显中医人阳春白雪般的神奇。一种不争的史实记载："春秋时，和与缓，神于医者也。"

医学飞速发展，中医医技虽"日杳杳以西颓兮，路长远而窘迫"。然退休的高年西医医生多不在临床一线，而老中医在香格里拉也会被追随，这种反差彰显中医的魅力。当前，中医临床迫切需要一部病症双认知的工具书，学子陈日含主任医师不负众望，以《经方误案得失录》探讨临床诊务中自己的得失经验，引他山之石以我为戒，殷鉴不远之临床。如此尚病症汇通之风，实属难能可贵。

含深究胡希恕经方技法，传承许氏脉学并圆机活法于"卒然遭邪风之气，婴非常之疾"，虽履薄冰然临危不惮，扶危翼倾。余每览《经方误案得失录》，亦如越人入虢之诊，望齐侯之色，脉齐桓公"病在膏肓"。今古稀仍不倦情，犹不能不以之兴怀。世间名利细枝末节早已淡化，然"上以疗君亲之疾，下以救贫贱之厄"使命不违。

时光荏苒，岁月如梭，未觉朱光驰北陆，转眼惊蛰抬龙头。应日含邀并欣然引之。

北京中医药大学：许跃远于兰时

自 序

自从 2023 年 4 月出版《经方脉法》专著以后，我一直有撰写、出版相应脉案的想法。因为单纯读《经方脉法》一书，很难全方位地了解和深入学习经方脉法这项脉法技能。

为了能帮助大家深入学习经方脉法，我试写了很多稿子，终究都不是很满意。在中国中医药出版社刘观涛主任的指导和严格把关下，我终于写出相对"有灵魂"的脉案，这里简明扼要地把脉案的内容向大家介绍一下。

从医院辞职以后，我开设了个体门诊，失去了公立医院的平台，个体诊所开办起来自然特别艰难。为了提高临床疗效，我到处拜师学习。自从有幸跟师许跃远老师并学习了许氏脉法以后，临床精准诊断水平得到大幅提升。本着一门深入的精神，我刻苦学习，脉法技能得到长足进步，把难学的许氏脉法真正地掌握并全方位地用于临床。在许跃远老师的指导下，我主编出版了《许跃远象脉学临床实录》(2022 年 4 月上海科学技术出版社出版)。

何其荣幸，我跟随冯世纶教授并学习了胡 - 冯体系（胡希恕 - 冯世纶体系）的六经八纲解伤寒，我逐渐读懂了《伤寒论》并将其应用于临床，取得了显著的疗效。

从此，我开始研究许氏脉法如何与六经八纲辨证相互融合。历经多年的临床实践与研究，我总结归纳了其中的规律。在刘观涛主任的指导下，我撰写、出版了《经方脉法》一书。

但单纯读《经方脉法》一书，很难全面了解脉法如何指导经方的阴阳六经八纲辨证。特别是本书包含了宏观病机脉法和微观病症脉法两大部分，内容较多。

为了让大家更详尽地了解"经方脉法"是如何指导六经八纲辨证的，我们策划了《经方误案得失录》一书，并将其分为两部分。上半部分以临床脉案为基础，真实还原"经方脉法"宏观病机脉法的临床应用。

为了真实展现"经方脉法"宏观病机脉法的临床应用，刘观涛主任要求摒弃"八股文",以更灵动的语言,真实还原临床现场脉诊辨证过程,让读者如同亲临其境。可能是因为之前在临床上写病历的严格要求固定下来了,有难于改变的固有思维,我怎么写都有"八股文"的味道。我多次易稿,但都被否决。在刘观涛老师的谆谆教导下,我以讲述故事的方式,或如同发朋友圈的这种"随意"的方式,讲述着诊所每天发生的经方脉法故事。

为了能让这种故事富有启发性,我从每年上万例的病案当中精心挑选,特别挑选那些治疗中曲折而富有启发性的案例,挑选我当初研究脉法过程当中的经典案例。当然这些在研究过程中的经典案例,并非大家共认的疗效显著的案例。有的脉案甚至经过了四诊、五诊、六诊,过程十分曲折,但是最终都取得了良好的疗效。

为什么我把疗效不佳的案例也写到脉案里去呢?既然疗效不好,还拿出来"炫",那不是自曝"家丑"!我也曾一度担忧。但是为了真实地还原宏观脉法的研究辨证过程,我甘愿曝光,因为它更具有启发性,更有临床意义。

以讲故事的方式来讲述临床案例,或许大家觉得不规范或不习惯,但它却能更真实地还原当初的辨证思维过程。我甚至记录少部分医患对话及辨证思维过程。或许在我的患者当中,有人会发现跟自己相应的"影子"。我在这里郑重宣告:里面写的案例绝不是你。我们对所有人的隐私都做了技术性处理。每天上演上百例案例,如有雷同纯属巧合,请大家切勿对号入座。

《经方误案得失录》有少量的脉诊诊断口诀。这些口诀是我历经多次临床教训后总结出来的较为完善的口诀,但绝对不是已经完善到无须更改的地步。随着您在临床实践中的发现,随着我自己在临床实践中的不断检验,这些口诀是会进一步完善的。

最后我想说的是,希望我和盘托出的这本《经方误案得失录》大家能够喜欢,并能从中进一步了解"经方脉法"。希望大家能够通过这两本书,真真切切地提高自己脉法的临床应用水平,提高平脉处方水平,进而提高临床疗效。

陈日含

2024 年 3 月 30 日

目 录

案一　涩脉主瘀血　寸上多脑梗

且看这脑梗案例。

患者尤某，男，67 岁，初诊时间：2023 年 3 月 2 日。

以"头晕伴双下肢无力 3 月余"为主诉来诊。患者平素有高血压、糖尿病等基础疾病，长年有头部昏沉之症。于 3 个多月前，头晕逐渐加重。

住某医科大学附属医院，行颅脑磁共振，诊为头晕待查。住院治疗两周，症状无缓解出院。

出院后，遍寻当地名中医，其间，曾用葛根汤、天麻葛根汤、镇肝熄风汤、半夏白术天麻汤、泽泻汤等中药汤药治疗，皆无功而返。

患者于 1 个月前，伴双下肢无力，于某正骨医院行腰椎核磁共振，诊为腰 4、腰 5 突出伴椎管狭窄。

等患者描述完上面的病史以后，我们是费了好大力气才整理出来的，因为患者已经前后语言不搭，语序混乱，言语謇塞，而且偶尔需要停顿思索。

作为经验丰富的临床医生，我们马上意识到，这是思维能力与智力记忆能力都明显地下降，而非平常就是如此。

当然了，我们的判断马上得到家属的验证。这种语言的混乱状态是不是可以用"谵语"来形容呢？

我们归纳一下。目前最主要的两个症状：一个是头晕，思维能力下降。另外一个是双下肢无力。

疑难杂症的出现，脉象至关重要。

脉诊：双寸脉浮涩，右关弦大有力。

用经方脉法思维分析本案

"双寸脉浮涩，右关弦大有力"。

寸之脉浮涩，依"浮脉病在表"原则，知患者有表证未解。

而依"涩脉主瘀血"及"太阳病：表实表虚，实浮太阳"判断原则，可以明确病在太阳且夹瘀血。

再看右关，"弦大有力"。

依"气滞弦有力"及"少阳病：上热气滞，实弦少阳"判断原则，可以明确病属少阳病。

至今我们将此案例明确辨为太阳少阳合病夹瘀。但患者脉诊要素当中还有一个"右关弦大有力"的"大脉"因素。这"大脉"是什么样的病机导致的呢？

脉大而有力脉，依"实性有余，实性旺盛。积滞亢进，实大刚硬"大方向判断原则，为实性病机。

再依"阳明病：里实里热，实大阳明"的六经病大方向判断原则，此为阳明之病脉。

如此详细分析后，我们可以明确判断患者病机：太阳少阳阳明合病夹瘀。

根据六经辨证病机，进一步选择方证。

太阳病夹瘀，可选用桂枝茯苓丸。少阳阳明合病，可选用大柴胡汤。两方可合用。

治疗方案及预后

通过我们对前医处方逐一分析，以及我们对病证症状脉象详尽地分析，我们对上面开的药方非常有把握。当然，我们也清楚，这个患者应该是脑梗倾向患者。患者有半身不遂的中风偏瘫的危险倾向。我们也随之向家属明确告知，并给出医嘱，假如出现半身麻木或者意识不清的情况，赶紧送医院。也告知家属可以再去做一个颅脑 MRI。

病例讨论至此，或许有人会反驳：患者都已经住院了，颅脑 MRI 或颅脑 CT 应该常规检查，之前怎么没发现呢？很多脑血管病，特别是缺血性的脑血管病，在发病早期，脑血管的影像学检查常常为阴性。这就涉及脑血管病的发病机制，及 CT 成像机制，大家可以查阅相关资料，在此我们不再赘述。为了明确诊断以及减少行医风险，相应的检查还是有必要的。

二诊：2023 年 3 月 7 日。

我们对病机的分析及治疗方案有满满的信心。当然了，今天也迎来患者及其家属极为满意的回复。患者也带来了我们要求做的颅脑磁共振成像报告单：多发腔隙性脑梗（2023 年 3 月 5 日）。

患者诉："头晕减少，两脚较前有力。"不要觉得这是短短的几个字。这是给我们医者的极大肯定。当医生不求大富大贵，所求的是患者皆能康复平安！

我们继续细察脉象。

脉象如前，右脉之有力脉减少。药已中病，原方续服 5 天。

三诊：2023 年 3 月 12 日。

头晕已不明显，双脚行动恢复如前。予上方加减调治 1 个月而告愈。

回顾总结相应脉案

很多人看了上述脉案以后，惊讶于对脉诊的精细分析。临床上，很多病机不体现在症状上，而是体现在脉象上，在微小的脉象差别里尽藏病机。上述患者经多个医生诊治罔效，如果不是我们仔细地脉诊分析，让病机无所遁形，实难取得良好的疗效。

所以我们对脉诊的诊断分析尤其重视，后续在这个病案的回顾中，会再一次寻找本病案最具特征性和最值得关注的脉象。其中有一个特征性的脉象："双寸脉浮涩。"

正是因为前医对"双寸脉浮涩"这个特征性脉象的病机含义把握不足，才导致治疗罔效。

"涩脉主瘀血"是一个大方向原则。当指下出现涩脉的时候，首先要考虑的是瘀血。当然，涩脉还有其他含义，包括气血不足、食积等，但都必须有相应的兼脉出现。所以在判断大方向的时候，先判断出"涩脉主瘀血"。这种判断方法单刀直入，可少走很多弯路。

而不同部位的涩脉，又代表不同位置的瘀血病机改变，那本案中的"双寸脉浮涩"又代表什么呢？

首先，必须明确不同位置脉象所代表的含义。

依"病在上焦应双寸，病在中焦应双关，病在下焦应双尺"大方向原则。

双寸应上焦，上焦是包括膻中穴及以上的心肺头颈部分。为了更加精细化，我们把双寸再分为上、中、下三个小部分。寸上部为最远心端者，对应人体上焦之最上端，为颅脑部分。如此定位，大家便可清楚。

凡双寸之涩脉，皆主上焦之瘀血。而寸上部为颅脑部分。

单纯寸上部出现涩脉，而其余三部皆无涩象，可以判断瘀血停聚于上焦之颅脑部分。典型的脉象：双寸上部脉行艰涩，如同轻刀刮竹。

临床上，此类"双寸上涩脉"以脑梗多见。当然不特指脑梗，也有可能是颅脑内的其他缺血灶或者颅内的血管瘤和其他肿瘤。不管是脑梗抑或脑部肿瘤，都属重大疾病，都可能导致不良的后遗症，对此都应该给予高度重视。

但必须指出的是，并不是所有脑梗或者脑肿瘤都必须出现寸上涩脉，这两者不一定是对应关系，后面会有相应的病例来表明类似脉象。

特别是老年患者，"双寸上涩脉"，以脑梗多见。应特别注意中风偏瘫并发症的发生。医者需根据瘀血之病机，着重活血化瘀，以预防或减少偏瘫并发症的发生。当然，有其他各病机者，应一并治之，不可偏废，如此方可收全功。

如此寸上部涩脉。于脉象的局部可见，更不兼合"一止复来"的结代脉象。那是不是有如《脉经》所言涩脉："涩脉细而迟，往来难且散，或一止复来。"答案是肯定的，临床上也多见类似的脉象。

临床曾经遇到类似的病例，拿出来供大家分享。这也是临床上深度认识涩脉的经典脉案。

当然了，每个有经验的医生都经历过失败的案例，也都是从成功和失败的案例中摔打出来的，希望分享类似案例后，大家不必再经历类似过程，也不再对《脉经》这句话迷茫。

案二　何谓涩脉　脉行艰涩

我们曾经看了这么个患者，也正因为这个患者，让我解开了《脉经》的涩脉的描述迷雾。此后豁然开朗。

也许大家也很想知道，为什么通过一个病例，能够理解这么重要的一个涩脉定义，并且从此不再迷惑。让我们跟大家娓娓道来。

患者曾某，男，63 岁，初诊时间：2010 年 2 月 9 日。

以"胸闷心悸半年余"为主诉来诊。这种主诉，在中医临床里，可以说每天都有，比比皆是，并无特殊。但就是这么一个并没有特殊的患者，让早期的我揭开了涩脉的秘密，并给予它纯正定义。

此患者胸闷心悸半年余，曾经在半年前突发胸闷伴呼吸困难，急诊送往某三甲医院胸痛中心。经胸痛中心抢救，转危为安。从此胸闷，心悸。特别是心悸，突发一阵，自称伴有明显的锁喉濒死感。每天痛苦不堪，惧怕发作，惶惶不可终日。后又历经各大医院住院各种专科详尽烦琐的检查，皆无功而返。

患者来我们门诊的时候，单纯出院小结就有 3 份。各种影像学检查一大沓。我们无法一一列举，实也不必要，但择其最主要的心脏检查汇报给大家。24 小时动态心电图（2009 年 11 月 6 日）：频发室性期前收缩，室性期前收缩总数 8963 次，缺血性 ST-T 改变。心彩超（2009 年 11 月 6 日）：二尖瓣轻度反流，三尖瓣轻度反流。

我们看到这个，结果就能反推，他肯定出现结代脉。因为患者出现异常停搏了，会相应出现异常停搏现象。这种心电图的结论跟结代脉是大概率吻合的。

在我们医生的眼里，这个结果似乎也不是特别严重，应该出现胸闷，心悸症状是最常见的。但是患者的描述尤为恐怖。他感觉有人双手死死地卡住他的喉咙，让他不得呼吸。无论白天黑夜。

"信巫不信医者，不治……"，六不治，一直挂在我的诊所醒目位置。

但基于患者及家属对我们的高度信任，我还是破例接诊下来了。

一言不合，先诊脉。

"双寸下涩，浮细无力而代脉，关尺沉细无力"。

把脉以后，医者心中大概清楚了几分。但我们还是再详细捋一下所用诸药。

西药用了倍他乐克、硝酸甘油、阿司匹林等，中药用了瓜蒌薤白汤、丹参滴丸、炙甘草汤等。西药我们不再分析，皆为常规。中药所用瓜蒌薤白汤、丹参滴丸乃是治疗胸痹的常用药，何以无效？有化痰，有活血，好像都贴近病机。

最醒目的是用炙甘草汤！这前医功力不凡也！

我们为什么这样讲？因为我们也想到了炙甘草汤，为什么也想到用炙甘草汤？让我分析下脉象。

用经方脉法思维分析本案

"双寸下涩，浮细无力而代脉，关尺沉细无力"。

依"涩脉主瘀血"判断原则。患者双寸下涩，瘀血为患。

依"虚：虚性不足，虚性软陷。虚性沉衰，虚弱无力"判断原则。今患者出现细而无力，细者脉管充盈不足，无力，阳气托举无力。皆为虚性病机。

依"沉脉病入里"原则。患者关尺沉为病在里。而沉细无力则为里虚病机。

依"浮脉病在表"原则。患者双寸浮，则病在表。浮细无力为表虚证。

依"太阴病：里虚里寒，虚弱太阴"的判断原则，里虚病机为太阴病。

依"太阳病：表实表虚，实浮太阳"的判断原则，表虚病机为太阳病。

综合判断为，太阳太阴合病夹瘀。

根据六经辨证病机，进一步选择方证。

单纯的太阳太阴合病，可选的经方范围还非常多。经方辨证必须进一步精细化。我们通过了脉象进一步分析。

细脉属虚证，这属于什么样的虚证？

依"血虚：细小血中虚"判断原则。"浮细无力脉"细脉为脉管内血液充盈不足，病机为血虚。

而无力脉也属于虚证，不属于阴阳气血亏虚的哪部分虚。依"气虚：虚软无力气"判断原则。患者出现"寸浮细无力……关尺沉细无力"，属于气虚范围。是阳气亏虚，托举无力所致。

综合细而无力脉，则是气血双虚。

有太阳表虚证，又有太阴气血双虚病机。又有代脉。很显然，我们可以选用炙甘草汤。

问题来了。

前医已经选用炙甘草汤无效！我们再选用炙甘草汤，不是重蹈覆辙吗？

为了进一步了解前医的炙甘草汤。我们翻了前面的处方用药记录。

我们惊讶地发现：前医的炙甘草汤，用药用量跟我们理念有很大的差距。其中，炙甘草 6g，生地黄 9g，阿胶 4g，党参 9g……这是什么操作？

我们一下子找到了问题所在，并坚定再次使用炙甘草汤。

处方：

甘草（炙）24g　生姜 9g　桂枝 6g　西洋参 6g

生地黄 30g　阿胶 9g　麦门冬 10g　大枣 10g

丹参 18g　红花 6g

5 剂。

药方既出。相信熟读伤寒方的人都很清楚，药方并没有太大的差异，只是用量有差别。且在炙甘草汤的基础上，只加丹参、红花两味活血药。

当我们把药方打印出来，患者跟家属一看，满脸失望。患者脱口而出，这个汤药我吃过呀，没用！我耐心地跟患者解释道，今天的炙甘草汤量不同，且丹参、红花加上了。患者又辩称，这丹参也吃过，红花也吃过，这些药都吃过的。还是满脸不信服！可谓久病成医啊！这样的患者最难看。最后我只能解释：中医传方不传量，秘在用量。一味之差，差之千里，如一锅粥，最后用盐，还是用糖调味，整锅粥味道大有不同。

最终，患者无奈接受我的处方，并心存疑虑地离开诊室。

望着患者离开的背影，我们的护士长长地叹了一口气。

这样的患者，能专心地吃下我们开的药吗？会不会有效呢？

随着门诊患者的增多，高压的门诊量，疲惫的工作，我们早已把这个病案抛到九霄云外。

二诊：2010 年 2 月 15 日。

在日常的门诊工作中，传来门外欢乐的笑声。

原来，5 天前的那个患者来复诊了，在候诊室门外，跟其他病友高声攀谈。谈到半年来终于找到好医生的时候，禁不住笑声朗朗。

医疗环境总是严肃的，同时也是压抑的，患者来看病，身上总有病，哪能高兴呢？通常情况下，我们在交代病情时，也不许医护人员笑，也是很严肃地交代病情。所以在门诊工作，都很难轻松和快乐，更难听到朗朗笑声。

虽然我在门诊有很多不孕不育患者，她们一怀孕也特别高兴，但大多数是打电话来报喜，门诊的笑声还是极为稀奇。

终于排号到他了。一进诊室，他满脸堆笑，并随手在我的诊桌旁边放一盒茶。闽南人的好习惯，高兴的事，好茶分享！

今天听他讲故事来了。主任，看了半年的医生，我最信服你了。中医真的传方不传量吗？你的炙甘草汤，与别人的，只是量有不同，效果为什么这么神奇？我这几天就没发作过！

疗效这么好的医案到这样子结束了吗？并没有。

就是因为后面的精细，我们才深切地理解到涩脉的含义。

患者双手缓缓地置放在脉案上。医者三指轻轻地搭在寸口上。今天医患关系和谐了不少。

"双寸下涩，浮细无力而代脉，关尺沉细无力"。

脉象相似。不同的是，脉较之前有力。代脉，偶尔出现一次。频率明显减少。

分析一下。

无力脉缓解，说明脉气得到补充。代脉偶尔一现，明显减少，说明脉气得以相续。脉气的恢复表示方症的对应、病情的恢复。

但是双寸下涩脉，情况一点也没有改变。方既有效，守方如前，又开 5 剂。心想，趁热打铁必然很快痊愈。

三诊，2010 年 2 月 20 日。

门诊一早，患者排号第一个。急匆匆地冲到面前，着急地问道：主任，我这个星期怎么又变胸闷了？不是一样的方药吗？

我也非常诧异，怎么可能？上个星期不是好转很快吗？方不是没改吗？应该继续好转才对啊。我示意他坐下，不要着急。再次细细地循查起脉象来。

"双寸下涩，浮细稍无力，关尺沉细稍无力"。

与二诊的脉象对比来看。依"气虚：虚软无力气"判断原则，无力脉明显恢复，代脉已经销迹不见，说明气虚已恢复。依"太阴病：里虚里寒，虚弱太阴"判断原则，气血虚弱皆属太阴，则太阴气虚已然恢复。

从脉象来看，这太阴病是明显好转呀。但患者怎么症状上不见好转，反而有加重趋向呢？

我陷入了沉思。

前面一诊用炙甘草汤，患者症状得到明显改善。说明辨证正确，方与脉症对应，取得疗效。而如今二诊再用炙甘草汤，非但无效，反增胸闷，何也？难道二诊中炙甘草汤证的脉症消失了？二诊情况已不再符合炙甘草汤的脉证？

从症状上看，患者已经不再出现胸闷，心悸，也不再发作锁喉濒死感。炙甘草汤证的症状已消失；从脉象上看，与一诊的脉象对比，脉较之前有力。代脉，偶尔出现一次。依"气虚：虚软无力气""太阴病：里虚里寒，虚弱太阴"的判断原则。脉较之前有力，之前以太阴气血亏虚的病机亦已恢复。炙甘草汤证的脉结代特征脉象也已消失；病机已出现改变。

对照《伤寒论》原文第177条"伤寒，脉结代，心动悸，炙甘草汤主之"，脉结代、心动悸症状皆已消失。已不适合条文用方。

看来是炙甘草汤的应用脉证指征已经消失，不再适用炙甘草汤。

那该用何方？

既然太阴里虚寒的病机重心已经得到恢复。那目前的病机重心应落在何处？寻找当今病机的主要矛盾才是解决目前病情胶着不解的突破口。

我们再次分析脉象"双寸下涩，浮细稍无力，关尺沉细稍无力"，脉象仍然符合太阳太阴合病夹瘀病机。只是二诊无力脉及代脉好转，说明太阴气血亏虚病机得到修复，太阴病已然不是重点。难道重心转移到太阳病？转移到瘀血病机？

我们反向思维一下。脉象是什么样的脉素没有好转？或者说哪个脉素没有改变？这样一思索，我们猛地醒悟：涩脉没有改变。"涩脉主瘀血。"涩脉所表达的瘀血病机亦没有改变。

假如是瘀血病机没有得到改善，但是患者体内气血得到恢复。病情症状也应该进一步改变才对。为何患者徒增胸闷？

因为太阳太阴夹瘀病机没变，但太阴里虚寒病机已经得到恢复，目前重点是太阳病夹瘀血。

我们以桂枝茯苓饮为底加当归芍药散。并告知患者，你的病情已经明显地改善了，这种感觉之前应该是有，但是目前因为主要矛盾的转移，所以才体现出来，做个心电图就知道了。

患者心存疑虑地离开了诊室。

当患者离开诊室以后，我们再度陷入沉思：此患者既然炙甘草汤脉证已不再具备，太阴里虚寒病机已然不是最主要病机。太阳病夹瘀血才是重点所在。

既然小方向已然出了差错，但绝对要避免大方向的差错。此类患者是不是有绝对不可用的治法？

我们思索着：此患者最大的病机特点是太阴的虚证。虚证治以补法为主。与此相反的治法断然不可用！那就是泻下法。但凡清热泻下之法皆不可用，如承气之辈！

如此矫正治疗方向后，又深入思考正反两方向的治疗方案，我们心中更加坚定了。

心中期待着患者复诊时的好消息。

四诊，2010 年 2 月 25 日。

患者满面春风，手持 24 小时动态心电图报告单（2010 年 2 月 24 日）：偶发室性期前收缩，室性期前收缩总数 462 次。（之前 8963 次）。从报告单看，患者的室性期前收缩次数明显减少到接近正常。心肌缺血的 ST 段表现也已正常。

一颗期待的心，终于放下来了，有效，甚是高效！

我们再次脉诊。不但代脉已经消失，连之前双寸下涩脉也明显改善。知道胸闷症状已经明显缓解。

求证患者，患者满脸轻松地说，这周只有吃药第一天胸闷发作过一次，四天以来都非常平稳。再次感叹，真乃神医！

病案回顾

此患者第一阶段的治疗，虽然同样是太阳太阴合病，但我们的炙甘草汤重加炙甘草、生地黄、阿胶、西洋参。明显是太阴病为主，以滋补太阴气血亏虚为主要方向。而减少了桂枝用量，并弃麻仁。明显的弱化的汗法与下法，则太阳表证及阳明里热弱化。

我们弃麻仁，主要是因为本案当中没有明显的阳明里热，所以去下法的麻仁。加丹参、红花针对的是瘀血病机。

本来这个处方的选用及方中的用量加减和病机是非常吻合的。病情应该很快好转才对。没想到中间还一波三折。

中间病情的波折，胸闷的症状及相对应双寸下涩脉，让我们发现单纯的炙甘草汤加减，并没办法化除瘀血。明显的涩脉体现出对瘀血的化解不够彻底。

依"涩脉主瘀血"及"气虚：虚软无力气"的判断原则。患者从病情当中出现"双寸下涩，浮细无力而代脉，关尺沉细无力"到炙甘草汤治疗后出现"双寸下涩，浮细稍无力，关尺沉细稍无力"中代脉的消失，涩脉仍然存在。说明了太阴气虚已恢复，而代表瘀血的涩脉依旧独立存在。

我们理解了《脉经》所言涩脉"涩脉细而迟，往来难且散，或一止复来"的内涵。

原来涩脉是很容易出现"一止复来"结代兼脉。但是结代脉不是涩脉必要组成因素。

虽然我们理解的涩脉可以作为单一要素而存在。然而，在后面的病例当中，我们碰到的病例让我们惊奇发现，涩脉还有轻重之分，临床上不但可以出现轻涩之脉，也可出现甚涩之脉。

何谓涩脉

涩脉，在目前的定义当中是，脉管壁滑力度降低，脉行艰涩，往来艰难。

但偏偏有多少人对这个的概念提出这样子或者那样子的争议，甚至提出非常多的理论来反驳。有人引用《脉经》："涩脉细而迟，往来难且散，或一止复来。"认为涩脉具有"一止复来"的特征。又有人引用《医源资料库》："涩脉，脉往来艰涩，如轻刀刮竹，与滑脉相反。"说涩脉只是"脉往来艰涩"为单一要素。有人把涩脉谈得玄乎其玄，甚至有人认为，涩脉为千古难明之脉。

难道涩脉真的有这么难懂吗？

让我们从临床的角度来解答还原涩脉的本来面目。

涩脉主要表达的病机是瘀血。我们也从瘀血病机入手看涩脉。

本病案为瘀血脉案。瘀血之脉与痰饮之脉，切不相同。

痰饮者脉滑利也。滑脉为血管壁滑利度的单因素表现，指下脉行滑利如滚珠。而瘀血之涩脉亦是血管壁滑利度的单因素表现。但指下脉行艰涩塞滞，如轻刀刮竹。此象与滑脉正好相反。滑脉是滑利度增高，而涩脉是滑利度降低，两者对举。

涩脉为什么滑利度降低呢？从病机的角度来看，主要是瘀血沉积于脉管壁，阻碍脉行，而脉行艰涩。那具体的临床如何去把握呢？使用怎样的处方呢？

瘀血论治，可选下瘀血汤、大黄牡丹汤、桂枝茯苓丸、桃核承气汤等活血化瘀经方治之（当然，据兼脉而定）。

关于涩脉，我们后续有更多的故事讲与大家听。

案三　甚涩之脉　破血活血

我们在前面的案例当中有疑问，涩脉当中是否一定兼合"一止复来"。发现"一止复来"，只是涩脉当中常见的兼合，两者是可以剥离开来，并独立存在的。这让我们对涩脉的认识深入了一步。但后面经历的病例让我们知道，欲知涩脉全貌，这还远远不够。

好的医生总是向临床病案求教，无数的点滴病案，累积了丰厚的临床经验，是你最难以忘怀的好老师。正因为，每个医生都是这么一个培养成熟的过程。我们愿意把自己的案例，零距离地还原给大家。希望大家看到这个案例的时候，如同自己亲身经历过一样，然后认识到涩脉的深度内涵。

笔者曾治一甲状腺结节案例。初诊时间：2016 年 2 月 4 日。

患者尤某，女，38 岁，以体检发现甲状腺结节半年为主诉来诊。患者于半年前因单位组织体检。甲状腺彩超（2015 年 6 月 20 日）。发现左甲状腺结节（二类），左甲状腺有 0.6cm×0.4cm 的结节。

当今公务员、教师等体制内各种行业大都有体检。体检让很多人喜忧参半。喜的一拨人，是一切指标正常，可以高枕无忧。忧的呢？体检各个指标出问题，不在正常范围内，忧虑不堪。

我们上面的尤老师，体育生出身，可谓体壮如牛，却检查出甲状腺结节，这让她忧郁不堪。当然，她的想法如同大多数人一样，先寻求各大医院诊治。但是各三甲医院给的答案都是一样的，观察一下。可是，越是观察，长得越大。甲状腺结节从（2015 年 6 月 20 日）左甲状腺结节（二类），左甲状腺 0.6cm×0.4cm 的结节，到如今（2016 年 2 月 2 日）发现左甲状腺结节三类，左甲状腺 1.6cm×1.2cm 的结节。尤老师也随着甲状腺结节的长大，忧虑一天比一天重。当然她并没有听从某医生说的被动观察，而是四处求医，中西并进。

但是用的诸多方药，疗效茫然，病情似乎愈发加重。

通过同事介绍，尤老师的妈妈极力推荐她女儿来我处就诊。就诊见面之时，尤老师为人尤为客气。但一谈到病情，满脸忧郁，如同换了一个人。且不断地问我，会不会得甲状腺癌呀？

我一边安慰她，一边迅速进入脉诊状态。

脉诊：右寸中浮缓而甚涩，左关偏沉。

脉诊过后，问了当前并无特殊症状，二便、饮食、睡眠均正常。查看病历：前医曾用逍遥散、小柴胡汤、海藻玉壶汤等。

分析一下前面医者所用药。

逍遥散

逍遥散有调和肝脾、疏肝解郁之功，若用逍遥散必是肝气郁结、血虚脾弱之证。依"太阴病：里虚里寒，虚弱太阴"太阴病判断原则。及"少阳病：上热气滞，实弦少阳"少阳病判断原则，逍遥散脉症符合里虚寒及气滞病机，犹如仲景六经病之少阳太阴合病。若是少阳太阴合病，必有相应稍浮而弦之脉，本医案虽亦有关沉之势，于脉象明显不符，脉证不合，无功，不足为奇。

小柴胡汤

小柴胡汤，是少阳病之典型主方。患者出现寒热往来、胸肋苦满、口苦、咽干、目眩等症状。本医案没有明显的临床症状，又未见双脉寸关稍浮而弦，脉症与病机不相符合。

海藻玉壶汤

出自《外科正宗》卷二，具有化痰软坚、消瘿散结、滋阴泻火之功效，主治气滞痰凝之瘿瘤。从治疗病证来看，甲状腺结节似乎可以用之。再从六经病辨证角度看，此方可合太阴少阳阳明合病夹饮。阳明夹饮之脉，必有滑数之脉象，所谓"弦滑携痰饮"与本脉案脉象显然不符。无功不可怪。

前医皆了无寸功，问题出在何处？

经方脉法思路分析本案

因为无证可辨，从症状上很难准确去分析本案的六经八纲，回到本案，依靠脉象。

"右寸浮缓而甚涩，左关偏沉。"

浮缓之脉，依"浮脉病在表"，缓为表虚。依"太阳病：表实表虚，实浮太阳"大方向判断原则，表虚为太阳表虚证。

"涩脉主瘀血"。合为太阳表虚证夹瘀。

左关偏沉。依"寒性下沉"原则，知病机为寒性。

依"太阴病：里虚里寒，虚弱太阴"判断原则。病在太阴。

综合上述所分析脉象，便知六经病机所在，诊为：太阳太阴合病夹瘀。

我们再根据脉象所得六经辨证结果，进一步选经方。符合此脉者，可选桂枝茯苓丸。

但桂枝茯苓丸证包括了阳明病机在内。但其阳明病机处于次要位置，处方中较为寒性的，亦仅牡丹皮一味。本案虽无阳明之脉，可用桂枝茯苓丸，但可减牡丹皮之量，增加肉桂以温化。如此加减，则可与脉证病机丝丝入扣。

精准的辨证，让医者信心大增，觉得百无一失！如此自信的表情，也让患者信心满满，觉得找到好医生了！

二诊：2016 年 3 月 4 日。

然而，服上药一个月后，患者复查甲状腺彩超，依旧。患者手持彩超单来复诊，神情明显又忧虑了。好不容易建立的信心，这下子又坍塌了。作为医生的我一下子也蒙了。

脉诊之时，诊室安静得惊人。

今得脉如前，并无差异。问之，仍无任何症状。只是最近有点焦虑，睡眠较差。

脉象既如前，难道处方有误？思之，涩脉为涩血之象，如今，这位患者涩脉象特别明显，可谓"甚涩"之脉。假如说不典型涩脉没有清晰把握到，病机判断有误，情有可原。而如今，可是典型的"甚涩"之脉，乃典型涩血之象，绝不差缪！脉既不误，病机亦对症，所用方药亦无误，何致无功？

再次分析脉象，我们坚定我们的诊治无错！但了无寸功，何解？

或许很多医生都经历过这样的一个心理过程，明明病情分析是对的，用药也是对的，就是没有疗效。此时，要么内心动摇，要么再次坚定！我们选择了后者！

我们坚定地跟患者说，甲状腺结节之病，冰冻三尺非一日之寒，不应急躁，久图乃有功。患者无奈接受我们的说法。嘱原方续服两个月。

不要觉得自己有名气，你说什么，患者就信什么，你从表情上看患者是很无语的，是很无奈地接受你的说法的，内心不信任的想法已经悄然产生了。

我们的内心也暗暗松了一口气，下次一定要有效！不然难以交代。

三诊：2016 年 5 月 8 日。

至今，患者已经服药三月有余，患者复查甲状腺彩超，依旧。患者情绪已明显波动。从患者拿化验单以及交谈的口气当中，你可以感知到，患者已明显急躁了，表达出对自身病情的怀疑，同时也表现出对医生治疗方案的怀疑。

看到这种情况，我们也很重视，也特别谨慎小心，不知问题出在哪里？

每个中医从业者都清楚，当接手一个患者，如果一治疗就得心应手，马上有效，顺心应手，都是很高兴的事。但假如像本案，治疗当中，屡次波折，而且时间久了，仍然不体现效果，那我们的心态比患者还急躁。我们也很想原因出在哪里？也很急，能不能快点给患者产生疗效？毕竟疗效是中医的生命线，也是一个医者能有一点点引以为豪的资本。

没有特殊的症状，我们只能再次从脉诊入手。

再诊脉：如前（右寸浮缓而甚涩，左关偏沉）。

我们陷入了沉思当中。

右寸浮缓而甚涩，左关偏沉。浮缓之脉，表虚无误，而涩脉，瘀血无误。左关偏沉，太阴病无误，所选之方，桂枝茯苓丸亦无误也。

但病情顽固，了无寸功，肯定有误，可是误在何处？

同样的病情，同样的脉象，处方也没有差错，但是却见不到疗效，我们的内心是崩溃的。

假若指下脉诊采集到的脉象信息这个前提是没有错的。那如果中间有错，就是脉象相所包含的含义分析出现误差！

于是，我们进一步对本案的脉象进行更加细微的分析：

涩脉：有涩而弱者，涩而无力者，皆为气血亏虚。今浮缓而甚涩。涩脉可有气血亏虚的含义，但此处并无夹杂明显虚脉。"涩脉主瘀血"，涩脉乃可作瘀血解，岂能有误？

既然瘀血无误，又无虚证，那是不是实证之太过？

再看"甚涩"，此脉指下甚为粗糙，脉行艰难而涩，看来是实证之太过，干涸久瘀，瘀血重证。如此顽瘀涸血，已成瘿瘤癥瘕之势，非桂枝茯苓丸之轻剂可化。看来，非攻之不破！

至此，遂豁然开朗！

于原方桂枝茯苓丸加下瘀血汤，去大黄加大蜈蚣、全蝎、䗪虫（土鳖虫），莪术。增破血化瘀，通络散结之功。续药一月，再图寸功。

四诊：2016 年 6 月 6 日。

患者，手持彩超单，高兴来诊，兴奋激动之神色溢于言表。彩超示：左甲状腺结节二类。左甲状腺 0.3cm×0.4cm 结节（对比之前，明显好转）。

我太难了！

终于松了一口气！彩超单的有效胜过千言万语，也让我对本案有着极其深刻的印象。之后，我们对本案进行总结。

本案最具备特征性的脉象是涩脉中的"甚涩"之脉。虽然同作瘀血解，同样符合"涩脉主瘀血"大方向原则，但瘀血却有轻重之分。

以上案例表明："甚涩"之脉，为涸血久瘀。用药之中，必须加强破血、活血之力。涸血久瘀，不可图一日之功，治疗非积日累月，难以取效。医者辨证须有信心，治疗需要恒心与定力。

我们复盘了上述病案。假若没有患者的高度信任，一个患者治疗两三个月无效，早就放弃治疗了。假若没有医者的坚定，也难以取得最后的胜利。

是什么，能让一个患者较长时间治疗没有效果，而仍然能够追随，继续治疗，仍然能够高度信任？

而又是什么，能让一个医生对一个自己久治无效的患者，有足够的信心，留下来继续拉长线治疗？

我觉得，第一，是医者，对患者病情有完全的把握。第二，是医者，对自己治疗的方案有完全的把握，并对治疗愈后有足够的信心。这种信心，应该建立在医者有足够雄厚功力的基础上，同时，也建立在于医者对同类病情有足够丰厚的临床经验。我想，这种临床经验，不必要每个医生都去经历一遍，而是前面已经历陷阱的医生，拿出足够鲜活的病例警示后学。后学通过医案及早避雷，这才是我们写医案的初衷所在。

案四　食积关浮涩　厌食腹胀满

涩脉是一个特别难以认知的脉象，我们前面有局部的"寸上涩"脉案，有"甚涩"脉案，也有《脉经》："涩脉细而迟，往来难且散，或一止复来。"兼合"一止复来"的涩脉。随着临床的深入，我们发现涩脉的含义远远不止如此，甚至不同部位的涩脉都大有讲究。随着临床案例的增加，我们也总结出与涩脉兼合复合型脉象的含义。

以下案例是我们碰到一个典型的涩脉复合脉案例，这将给我们揭示涩脉特征性的复合脉象所包含的病机意义。

笔者曾治一上腹胀痛案例。初诊时间：2016 年 10 月 18 日。

患者林某，女，32 岁。以"上部胀满疼痛 15 天"为主诉求诊。这样的病例跟主诉在中医的临床上毫无神奇可言。但偏偏只有这个病例，让我们认识了涩脉的另外一层含义。

记得那是一个仲秋的早上，患者穿着厚重的衣服匆匆闪入诊室。祖国的南方在这个季节有人穿短袖，有人穿长衣，也有人穿羽绒服，各种厚薄不一的着装，让你怀疑身在何方。这个患者就穿着厚厚的羽绒服，好像怕别人看到她一样，就闪入了诊室。其实，门诊外面真有人穿短袖。

一进门诊，患者就开始诉苦。主任，我最近肚子胀得不行。吃了好多药都不见好转，这下请假来找你啊。奇怪的是这种天气，我竟然特别怕冷了。整天饭也吃不下，躺着肚子就特别撑，特别难受。

我们一听这个主诉，那肯定是胃肠的问题。但无论如何都得先把脉象。

脉诊：双寸、双关大涩而有力。左关浮涩明显。

这个患者是我们的"粉丝"。这么久才来找我们看病，一般中间有自行用药。我首先告知患者明确诊断：你这是慢性胃炎，急性发作。没有很特别的问题呀。也大概问一下，最近有没有吃什么药品？

患者说起来，你就能够羡慕她的身材是怎么保持这么好的。她说，半个月前，首先朋友请吃饭，食间已然喝了半斤白酒。酒后逛街，又在外面吃烧烤，吃宵夜，喝冰啤酒。

我说："你一个小女生，一天就吃这么多呀。"

"那有什么，我们经常这样子吃喝啊。从来没有什么肚子这样痛过，有痛也是吃两片奥美拉唑就好。搞不清楚，这次自己吃了几次奥美拉唑，又吃了铝碳酸镁咀嚼片，都没好。"

"这样吃，还有这身材呀！"旁边待诊的女生不禁插一句。眼神充满"羡慕嫉妒恨"。

是的，她身材很好，保持良好的腰身。

殊不知，很多脾胃不好的人，都能保持如此好身材，但并非幸事。

经方脉法思路分析本案

先给患者把脉，得脉如下：

"双寸、双关大涩而有力。左关浮涩明显。"

依"涩脉主瘀血"判断原则。患者涩而有力，为瘀血解。

依"实热：洪大滑数热，指下有力实"判断原则。患者寸关大而有力脉，属实热病机。

再依"阳明病：里实里热，实大阳明"判断原则。实热属阳明病。

如此分析，清晰明了，病机特别简单，就是阳明病，为阳明病实热夹瘀病机。

但阳明病实热病机有诸多用方，这如何判断其用药呢？

依"三焦对应：病在上焦应双寸，病在中焦应双关，病在下焦应双尺"判断原则。患者"双寸、双关大涩而有力"病在上、中焦。也就是说，阳明实热主要在于上中焦。

这下子选方的范围一下子缩小了，符合上中焦，可选泻心汤，也可选栀子豉汤。但栀子豉汤证一般为寸长而滑数脉。虽同阳明，但与本案不符，弃之不用。选泻心汤。病机有瘀血，另加丹参活血化瘀。

经过上面的精细分析，我们非常有把握地开了三天泻心汤加丹参，并告知患者：不用紧张，不用吃西药，这三天药吃了就好！

有经验的医生总是有如此信心，这话说出来，掷地有声，患者非常信服地点点头，取药而去。

二诊：2016 年 10 月 21 日。

诊室繁忙，这么小的案例早已忘却。这天清早，熟悉的身影再次闪入诊室。还是那件羽绒服，还是那个人。我心中一惊，难道没好？是的，不幸猜中！

患者高声抱怨："一点都没好。主任，你这次开的什么药？又苦又难吃，还没好！"

"怎么啦？还很撑吗？"

"是的，不但一点都没好，还会怕冷！"

奇了怪了，小小的胃炎，辨证如此精准，怎么可能没好？心中不免泛起嘀咕。

这里我们也注意到一个细节：会怕冷？有阳明里热怎么会怕冷呢？应该恶热才是。回想一诊，患者也奇怪地说会怕冷。难道有表证？

落座诊脉。脉象依旧："双寸、双关大涩而有力。左关浮涩明显。"只是"左关浮涩"更加明显了。

我再次沉思。

先排除大方向问题。大方向是什么？大方向是"寒、热、虚、实"四大纲。寒与热对举，虚与实相反，决不能出差错。

那我们一诊出差错了没？

再捋一遍，依"实热：洪大滑数热，指下有力实"判断原则。患者双寸关大而有力脉，属实热病机。这次大方向没错。

"左关浮涩"作为本案的特征性脉象，"独处藏奸"为历代医家所重视，难道暗藏着特殊的病机？

涩脉可作瘀血解，但亦可作食积解。本案它部不涩，独独"左关浮涩"。

依"三焦对应：病在上焦应双寸，病在中焦应双关，病在下焦应双尺"判断原则，病在中焦。

依"左关脾胃，右肝胆"寸口脉三部定位原则，病在脾胃。

脾主运化，胃主受纳。都与食物消化吸收相关。难道此处"左关浮涩"作食积解？

再思考。

"左关浮涩"若作食积解，有没有违反上述已定大方向原则？我们上述已定阳明病实热病机。

依"阳明病：里实里热，实大阳明"判定原则，无论里实、里热，都属阳明病，而食积亦属里实范畴，并未脱离我们之前所判定的大方向的范围。看来"左关浮涩"若作食积解，是可以解释得通的。

但其中亦有浮脉因素，依"浮脉病在表"原则，患者有轻度表证，怪不得一直有怕冷的说法。

如此分析，病机为太阳阳明合病夹食积。

我们果断选用保和丸加薄荷，三剂。

薄荷味香、性辛凉。既可解表又有辛散之力，可助消食之功，故而加之。

并嘱咐："尽量少吃，只吃五分饱，让自己饿一点，消化消不下去了！不用紧张，吃得很快就好！"

患者怼了一句："上次你也说很快就好，到底能不能好？"

我只能笑着再去跟患者讲，"会好的，放心啦！"

三诊：2016 年 10 月 24 日。

果不其然，患者第二天就打来电话："吃这个药肚子胀很快就消下去了，已经好了，要不要去复诊呀？"

"要！"我斩钉截铁地回答道，我是要看看，这脉象是如何改变的！

还好，今天患者如约而至，一脸轻松，便开始说："我什么时候能吃饱呀？"

可谓快人快语，一刻都不忘了吃！

我赶紧告诉患者，那边新开了一家美食店，有好吃的。一听到吃，患者满脸洋溢着馋人的表情。吃货人沟通甚是简单！看来今天食欲大开呀！

闲谈之后，再次脉诊："双寸、右关脉已平。左关略有浮涩。"

依"阳明病：里实里热，实大阳明"判断原则。相对于一二诊，大脉已平，则阳明脉象已不明显。

值得关注的要点是：一诊的"左关浮涩明显"，经泻心汤加丹参活血化瘀后，二诊"左关浮涩明显"依旧。当然症状亦未解。如今三诊的保和丸消食化积后"左关略有浮涩"，显然脉象已然好转。相应症状亦好转，且患者食欲大开。其中并不用活血药品。看来本案为食积无误。并由此，我们立下"食积关浮涩"的脉诊口诀。

回顾脉案

细心的读者已然发现，我们从头至尾都没有非常关注上面有个浮脉的因素，是其浮脉所占要素较少而浮涩都仅在左部明显，所以将本案作为食积的特征性脉象来解读。

那这浮脉到底是太阳表证的一部分，还是和"食积关浮涩"兼合的特征性脉象呢？显然上述脉案有表证的存在，亦有表证相应的"怕冷"症状存在。上述亦是双关皆浮，依"浮脉病在表"原则，表证无误。

那如何区分是属表证，还是单纯"食积关浮涩"无关表证的食积呢？

我们用一颗探索的心，在临床中继续总结。

且看下面脉案，让我们后边把"食积关浮涩"可作为脉象判断原则，纳入诊断口诀。

案五　幼儿发热　当思食积

"食积"作为临床上最常见的病因，并无新奇。但是就是这么一个简单的病机，也会让很多临床中医大夫迷茫，常常陷入误区。作者本人之前也经常不理解"食积"这个病因，导致多次失手。下面也是我差点失手的一个患者，之所以拿出来分享，是因为这个"食积"的小患者症状具有巨大的迷惑性，会让很多"据症辨证"的医者迷失方向。

笔者曾治发热腹泻案例。初诊时间：2016 年 11 月 19 日。

患者张某，女，3 岁。以"反复发热腹泻 3 周"为代主诉求诊。这个小患者不太喜欢吃中药，每次有问题都先找别人治疗，不愈才来找我治疗，也不是对我这个医生信任度不足，而是不喜欢吃中药，别人可以开西药，我这边坚持选纯中医治疗。

孩子是由奶奶带，每次由奶奶代主诉。这次奶奶说的是，反复发热、拉肚子，已经 3 周了。一听这个代主诉我就清楚，她肯定又找别人看了，不愈，才来找我。哪有一个宝宝持续 3 周发热才来看医生呀！果不其然。她奶奶又说，已经吃过整肠生、思密达、阿奇霉素等药不见好转。又到医院拍的双肺 CT，做了血常规和腹部 B 超。排除了肺炎、阑尾炎等。后面吃了医院开的头孢克洛后腹泻加重。言语当中充满抱怨。

神奇的是，她听儿媳说，一吃中药就好。又在医院开的中药，吃了也没好。殊不知每个医生开的中药绝不相同，哪能一吃中药就好。

我查阅了医院所开的中药。方中有"金银花、连翘、防风、荆芥、薄荷、柴胡、黄芩、芦根、车前子……"等辛凉、苦寒、发汗、渗利之辈。想必是作为表证及里热证来处理了。

这患者确实很像有表证，有发热症状，是否有恶寒无汗呢？我们手摸患儿后背肌肤，是没有明显汗出，是否恶寒呢？患儿太小，主诉不明，但是也可以明显认为是发热、无汗出，也符合表证的一面。

再看腹泻症状：患者奶奶代诉，每天拉 5 到 6 次，蛋花样、水样便，有腥臭味。大人表达非常清晰。又补充说，每天体温在 37.5℃和 38.5℃之间波动。

"口干吗？"

"我哪里知道？但她也没有说要水喝呀，只是拉肚子，我每天要求她喝一些水。"

"会肚子痛吗？"

"偶尔说肚子痛，晚上也会哭醒。但做的腹部的彩超没有发现问题呀。"

从问诊当中，得到信息。分析一下。

发热无汗→有表证。腹泻水样便→里湿。大便腥臭味→湿热。

诊断为：表证，里湿热。

这波分析下来，和前医分析结论好像并无差别。

假若这样的分析是正确的。那前医所用药为何无效？

我们急忙否定，这样的分析就是错误的。

那怎样才是对的呢？

经方脉法思路分析本案

看来不依靠脉诊，真是无法揭示其中真相。

脉诊：六脉平，唯独，左关浮涩。

"独处藏奸"，唯独左关浮涩。肯定单纯以左关部出现病证。左关有什么含义？

依"三焦对应：病在上焦应双寸，病在中焦应双关，病在下焦应双尺"判断原则。今患儿病在关部，应在中焦。左右关脉中焦所属不同，我们进一步分析。

依"左关脾胃，右肝胆"判断原则。患儿"左关浮涩"，病在脾胃。

而涩脉可主瘀血又可主食积，病在脾胃应先食积。

从以上脉法思路分析，病机已然清晰，食积。

但反思症状，却似乎很牵强。有发热，有无汗？又腹泻。没有明显的腹胀、厌食等食积的症状。既然有发热，患者又有"关浮"的脉象，是否有表证？

依"浮脉病在表"原则，当有表证才对。但前医依表证而治罔效，已然排除表证可能。我们的"浮脉病在表"原则，也是需要六部浮脉或者双寸浮脉才考虑表证。如此单个部浮脉既得考虑局部脏腑病机因素，也得考虑局部症状因素。

既然排除表证病机，那"左关浮"就得考虑局部腹部胀满症状因素。

经过一番思考。我们认定"左关浮涩"是食积病机。果断地开了保和丸（汤剂）两剂。

患者走出诊室以后。我思索着，前面脉案似曾相识的脉象"左关浮涩"当初初步定下口诀"食积关浮涩"。看看这个患者是否再次验证。倘若如此，口诀便是能够便捷高效地给予诊断，而不需要反复思索的过程。

二诊：2016 年 11 月 21 日。

患儿奶奶高兴地说："好了好了，终于好了，小孩子病，还不如大人自己替她病，太辛苦了。"

细问之下得知，服药当天上午，患者腹泻两次大量酸臭黄色便。而后，体温降到36.8℃。恢复正常。从昨天下午至今，体温正常，不再腹泻。

患者开心，我们也开心。

再次脉诊，六脉皆平。

回顾脉案

过后，我们多次复盘回顾这个脉案。一个食积患者，是可以出现发热的。发热的患儿是应该把食积考虑在内。而食积，不一定要出现不思乳食，腹胀嗳腐，大便酸臭或便秘等症状。虽然腹胀、便秘这些症状虽然常规出现，但不一定必列。

很神奇的是，在后续病例中，也可以看到食积病机的皮肤相关症状！

为了让大家更加深入地了解食积病机，而不再入同样的坑，我们后面再讲述一个同样有食积病机的皮肤病患者。

案六　皮肤瘙痒案　食积关浮涩

　　我们上面的几个脉案，讲到了食积病机相关的发热以及特殊的脉象。我们今天要给大家讲的，是一个食积病机相关的皮肤病症状，这个患者我们反复了多少次的失败后，才最终发现是跟食积病机相关的病案，在此分享给大家，希望同仁碰到相关的病例，就不再迷茫。

　　笔者曾治皮肤瘙痒案例。初诊时间：2017 年 1 月 1 日。

　　患者林某，女，19 岁。以"反复皮肤瘙痒 2 月余"为主诉求诊。回顾这个患者的治疗过程，真的是一波三折，满脸都是泪啊。治疗过程颇为不易！

　　记得这是一位外地来泉州读大学的大一学子。她的主诉是周身游走性瘙痒。那天面诊的时候，我们想查一下皮肤瘙痒处是否有皮疹。但检查周身皮肤时，并没有发现有皮疹或者红肿，我们开始怀疑是荨麻疹。因为荨麻疹，来无影去无踪，消退的时候就是无影无踪的。但详细地问了患者以后，又说没有明显的这种风疹团。后面我也纳闷了，皮肤又没有出疹，然后也没有明显的皮损，怎么会瘙痒呢？

　　当她展现曾拍照过的照片，我就信了，在小腿处，光滑的皮肤上搔得流血，但是并没有皮疹出现。难道这里是心理作用？奇怪了。有人会马上联想到是不是皮肤太干燥，我们详细体检了，皮肤也并不干燥！

　　患者体质壮实，体形偏胖。皮肤瘙痒以外还有月经先后不调，月经量少，经前胸部胀而刺痛等症状。无口干、口苦。无便秘、便溏烦躁等症。皮肤光滑湿润，但无明显汗出。唯独因为晚上瘙痒明显而睡眠较差。

　　患者心态很急，一直问能不能快点好。我也好奇。一个皮肤瘙痒症状，大多数人可能就到药店买些抗过敏药，诸如西替利嗪、维生素 C 等，一般也就好了。通常不至于跑到我门诊看中医。肯定也是经过诸多治疗，没那么容易好才来。

　　详细问下治疗经历，果真，上次讲的两种药早都用过了，还用了各种外用药膏都未好。甚至查的过敏原都是阴性，没有发现任何变应原。

这样的患者可要谨慎对待。

我们常规脉诊：双寸关稍浮而弦细有力，左关浮涩。

经方脉法思路分析本案

"双寸关稍浮而弦细有力，左关浮涩。"

依"涩脉主瘀血"判断原则。患者有瘀血病机。

依"气滞弦有力"判断原则。患者出现弦有力脉，当是气滞病机。

依"细小血中虚"判断原则。患者出现细脉，应是血虚病机。

依"稍浮病半表"及"少阳病：上热气滞，实弦少阳"判断原则。患者双寸关稍浮而弦，病在半表半里。而气滞病机则属少阳病。

依"太阴病：里虚里寒，虚弱太阴"判断原则。血虚病机属太阴里虚范畴，为太阴病。

综合上述分析，诊断为：少阳太阴合病夹瘀。

根据上面诊断我们选择相应经方。

少阳病，选少阳病的代表方小柴胡汤。太阴病血虚病机，选当归芍药散滋补太阴，又有活血之功。我们另外加白鲜皮、地肤子、刺蒺藜来对症止痒。

如此这般处方组合，则少阳、太阴及瘀血各方病机多能涵盖，且丝丝入扣。

我们自觉组方非常完美。不但从脉法的分析来看，而且从症状的分析来看都能够完全合拍。

大家且看从症状上分析。

你看她气滞病机，有相应的月经先后不调症状。

再看她血滞病机，有相应的月经量少症状。

最后再看瘀血病机，有相应的经前胸部胀而刺痛等症状。

这种辨证，无论从脉象辨证，症状上分析辨证都堪称完美。

心中想，前面可能都是吃的西药，没有吃过中药，我们的辨证处方如此严谨。这两个月的皮肤瘙痒，我们争取一周内搞定！

并告知患者："如果没有特殊过敏的东西，照常吃喝，近期不要更换沐浴露等跟皮肤有接触的洗浴用品。你这皮肤病没什么，中药吃了，很快就好了。"

患者大喜过望："谢谢主任！我们同宿舍的也是被你治疗好的，她也才吃五天药！早就应该来找您了。"

"没事没事，你也很快就好了，好好读书，读完本科读研究生啊！"我自带着前辈的口吻，嘱咐着后学者。

"谢谢主任，我会好好学习，天天向上的。"患者伴随着嬉笑声回答着。

大家有没有发现？当患者跟你很客气地交流，又很开心地交流的时候，总是对你充满信心。当然这种信心更多是因为医者本人的自信传达出来的力量。

打铁还须自身硬。

二诊：2017 年 1 月 6 日。

五天前的小姑娘来复诊了。一进门诊，一看，竟然噘着嘴！小姑娘要是平时噘着嘴可能就是撒娇来了，今天门诊看病噘着嘴，看来大事不妙。

天天坐门诊的中医都知道，看表情就能猜出疗效。疗效肯定不好啦。

"主任，你得好好给我把个脉。你那天把脉很快，就几秒，是不是没看准呀？你看我就痒得要死。"言语之间虽然充满委屈跟抱怨。但她压低了声音讲，好像是生怕别人听见一样。

我是很感激这样的患者的。没效果的时候大声喧哗，唯恐天下人不知，是对我们是有负面影响的。你看她，多体恤！

虽然患者暂时体恤我们，假若病没看好，会由体恤转化为怨恨的。

我无不细心地把着脉。

"双寸关浮而弦稍细有力，左关浮涩"。与一诊比，脉象相似，但较前更浮，细脉亦较前有所恢复。唯独左关浮涩没有改变。

分析一下：

依"涩脉主瘀血"判断原则。患者瘀血病机未变。

依"浮脉病在表"原则。今患者双寸关浮而弦，当有表证未解。而一诊"稍浮病半表"属少阳之脉。如今病位却转向表证。

依"气滞弦有力"及"少阳病：上热气滞，实弦少阳"判断原则。患者出现弦有力脉，当是气滞病机。仍然有少阳病病机。只有因夹有表证，脉象趋向没脉。此处少阳病机未变。

综合二诊脉象：太阳少阳合病夹瘀。看来二诊当中病位产生了巨大变化，我们必须调整处方以应对。心中想：问题的关键找到了！

依据太阳少阳合病，首选柴胡桂枝汤。依太阳夹瘀，选桂枝茯苓丸。两方合用，再加刺蒺藜、蝉蜕、防风、荆芥，以增加疏风解表止痒。

皮肤病，病在太阳之表，解释起来更加合理。今又加了诸多疏风止痒之药，应该万无一失了。

我们又信心满满，跟患者说："没事，再开五天药，回去吃。这个皮肤病是免疫性疾病，有个过程，很快就好！"

患者被我们的语气跟表情感染了！也很有信心地"嗯嗯，好的！"

三诊：2017 年 1 月 11 日。

没想到打脸会来得如此之快！

五天过后，患者来了，皮肤瘙痒依旧没好！听到这样的答复，我们简直不敢相信自己的耳朵！患者仅存的耐心已经开始耗尽了。

"医生，到底会不会好呀？都吃了十几天的药了！"大家有没有发现口气变了，称呼也变了，之前可是主任主任的，可甜了！

但确实也没办法，医生总是有效才被尊重的！

我苦笑着跟她讲："你怎么这么顽固呀？是不是吃的上面有什么没节制的吗？"

"你不是让我照吃吗？我最近鱼虾还都不敢吃呢。少吃了很多好吃的！"言语之中夹杂着抱怨。

我这次给她把脉时间明显长了很久。心中特别疑惑，两次、十天的药，都一点都不见好转！

"双寸关浮而弦稍细有力，左关浮涩"。

脉象跟二诊大致相同。只是浮弦的力度较之好转。

我又重新分析了上面所有的脉象。没有发现任何破绽。

突然间我想，依"血虚：细小血中虚"及"太阴病：里虚里寒，虚弱太阴"判断原则。患者脉象偏细。可以有太阴血虚的一方面。是不是这方面没有照顾全面？

如此综合诊断：太阳少阳太阴合病夹瘀。

这么复杂的病机，选什么方呢？

消风散！对，消风散！方中有荆芥、防风、蝉蜕、薄荷解表疏风，又有当归、生地黄滋补太阴血虚，又可活血。只需要减知母、苦参苦寒之味则可！

这个方又主要治疗风疹，湿疹，看来没有一个方比这个方更合适的了。

心中信心又来啦！觉得这次百无一失，妥妥的！

赶紧嘱咐患者说："再坚持一下，如果非常痒，就先用氢化可的松软膏涂一下。有的皮肤病比较顽固，别着急！"

说话的口气明显没有之前的坚定，更不敢有长者的口吻！

患者不再回话。

"……"此时，无声胜有声！

这就是抗议！

我的内心是复杂的，非常期待这次能够大获全胜，挽回面子！一个"老"中医，都交代患者用激素了，实际上就是妥妥地打脸了！

四诊：2017 年 1 月 16 日。

四诊！终于迎来四诊！很少有一个患者，能够让我如此期待她的出现！今天清早看到她在诊室上出现了身影，我的内心竟然泛起了激动！能来四诊，这次肯定是大获全胜！

好不容易轮到她就诊。我先开口："这次不痒了吧？"

"还是老样子！"

天呐！这！这！这！我的内心是崩溃的！我发誓，心比她还崩溃！

很多人就纳闷了，三次，十五天的药都没有效果，第四次还来吗？

这也是我分享这个病例的原因所在。当我们当医生已经达到老医生的这个阶段的时候，患者能给你两次，三次，甚至四次的机会。回想当初我当小医生的时候，一次无效永不回首！当时的绝望，不是一般人可以体会，真心不想在当今的年轻医生当中重蹈覆辙。

或许当你看完这四诊以后，你就可以避免前面三诊的曲折，直达四诊后的疗效。

我们复盘回顾了三诊的治疗过程，详细分析的脉诊中所有的细节。没有找到原因，皮肤瘙痒依旧！

我们再次非常详细地把脉，企图从中找到我们所忽略的病机所在。

脉象已趋向平脉。仅存明显的"左关浮涩"。

依"食积关浮涩"原则。患者如今仅仅独特存在"左关浮涩"，其余六部皆平。难道患者是食积导致的皮肤瘙痒症状？

按理说：食积应有不思乳食、腹胀嗳腐、大便酸臭或便秘等症状，跟皮肤病差之甚远！不应该呀！但这是我们唯一的救命稻草，不能放弃！

没办法了，保和丸，5剂！

五诊：2017年1月21日。

大家看到我写到五诊应该柳暗花明了吧。是的。这个皮肤瘙痒案起死回生了。患者在吃保和丸的当天晚上瘙痒减轻，5天过后几乎不再瘙痒。

病案回顾

很多人惊讶于这个患者的毅力，也惊讶于作者强大的内心，信心一次再一次地唤起。在五诊皮肤瘙痒症状缓解之后，我跟患者进行了较长时间的交谈。

闲谈之中我们了解到，患者三诊就真要放弃了。什么样的情况让她坚持来第四诊呢？患者说，三诊过后，刚好来月经。这次非常准时。且之前经前胸部胀痛刺痛很明显，这次月经悄悄地来了胸部不再胀痛了。以前经期量很少，这次经量较前明显多了。她感觉皮肤病虽然没有被治疗好，但是不规则的月经有明显好转。她安慰自己，中医治疗是整体的。感觉自己的身体整体在好转！所以她坚持来第四诊。

在这里，我们真的很感谢这位小女生对我们的信任！

在感激的内心的同时，我们再次复盘这个病案。

原来在三诊，"弦而有力脉"（气滞病机）好转的同时，月经也规则地来了，且不再胸部胀痛。说明脉象改变的同时，病机已经改善了，只不过是这个病机跟皮肤瘙痒无关而已。

原来在三诊，"细脉"（太阴血虚病机）好转的同时，月经量也较前多了。说明细脉象改变的同时，血虚病机也已经改善了，遗憾的是，这个血虚病机跟皮肤瘙痒亦无关。

神奇的是，真正解决皮肤瘙痒的是食积病机！

食积病机真能导致皮肤瘙痒，这也是职业生涯当中让人大开眼界的事！我们坚持"唯脉无症"，坚持"食积关浮涩"判断原则！终于攻克了这个皮肤瘙痒症难题！

也希望这个一波三折的案例，能让初学者有所启示，并真诚希望看到这个病例的医者能从其中学到东西，不走弯路！

案七　洪大滑数热　指下有力实

阴阳、寒热、表里、虚实为大家所熟知的八纲。也是中医一切辨证论治体系中的纲领。其中阴阳为总纲，可以归纳涵括表里、寒热、虚实六纲。表里在八纲指内外关系。其中最核心的就剩下寒热、虚实四大纲。

如何掌握判断寒热、虚实四大纲，成为一个医生职业当中最核心、最基本的要求。但偏偏是这四大纲，迷惑了多少临床医生。我们在职业的生涯当中也曾经迷茫，屡次辨证失败，在四大纲，所谓四大方向中出了多少次错误。为了让后学者不再迷茫，我们把自己曾经对四大纲临床摸索的路程呈现给大家。

先给大家呈现的是虚实的大方向。

何为虚实？这是大家必须回答的一个概念。

虚证

虚证是指人体的正气不足、脏腑功能衰退所表现的证候。多见于素体虚弱，后天失调，或久病、重病之后，但因气血阴阳虚损的不同，故而临床上又有气虚、血虚、阴虚、阳虚的区别。

为了更有利于临床上的判断，我们把上述虚证归纳总结诊断口诀为："虚：虚性不足，虚性软陷。虚性沉衰，虚弱无力。"

实证

实证是指邪气过盛、脏腑功能亢盛所表现出来的证候。由于邪气的性质及其所在的部位不同，因此临床上表现亦不一样。一般常见症状有发热，形体壮实，声高气粗，精神烦躁，胸胁脘腹胀满，疼痛拒按，大便秘结或热痢下重，小便短赤，舌苔厚腻，脉实有力等。

为了更有利于临床上的判断，我们把上述实证归纳总结诊断口诀为："实：实性有余，实性旺盛。积滞亢进，实大刚硬。"

虚证与实证的鉴别

传统辨别虚证和实证，主要从患者的形体盛衰，精神状态的好坏，声音气息的强弱，痛处的喜按与拒按，以及舌、脉的变化上相鉴别。

归纳传统辨别虚证和实证，主要从症状、体征、舌脉的差别变化进行鉴别。

经方脉法在辨别虚实上，主要以脉象为主导，结合四诊进行辨证。

为什么选择脉法来辨别虚实？而脉象辨证虚实的纲领要点是什么？掌握什么样的特征要点，能够清晰快速准确地分辨虚实？我们上面的诊断口诀又从何而来？这成为大家常提的问题。这也是我们中医临床上常常出现的误区。实际上，要回答这些问题并非易事。且看我们以下几个案例，或许大家能从感性的象思维的角度清晰地理解如何判断虚实。

下面这一个脉案也是个虚实之辨的脉案，这样简单的脉案在我们的职业生涯里屡次出错。我们找出来分享给大家，希望大家今后在这种大方向上能够很清楚地辨证，不会再出差错。

笔者曾治腹泻案例。初诊时间：2017 年 4 月 6 日。

患者张某，女，75 岁。以反复腹泻伴肛门灼热 2 月余为主诉求诊。我为什么一想到虚实辨证，就想起这个患者？因为这个患者的症状确实让很多人入了坑。我们今天特意找到她的病案，再呈现给大家。

如今，总结病案，让我回想起 6 年前的那天下午。患者闺女急匆匆打我电话，说她娘家妈妈，拉肚子了两个月没好，让我千万给她出诊。我很诧异。她家闺女和我是很要好的同行。西医出身，也是医生，虽然在产科，不在内科，但这种腹泻之类的"小儿科"应该不至于看不好吧。而且她闺女目前还在三甲医院供职。他们医院该做的检查及该请教的医生也应该都过了一遍。假如都看不好，绝对不是一般的腹泻。我心中不免泛起嘀咕。

朋友的妈妈，我自然是推辞不掉，得亲力亲为。冒着瓢泼大雨，我驱车到了数十公里外的她老家。阿姨（患者）75 岁，虽然热情笑脸相迎，但无法掩盖满脸疲惫之相。相对简单的寒暄，茶水过后。进入正题。

"怎么一个拉肚子，还拉了两个月呀？医院没有给你开药吃吗？"

"哪能没有？开了一大堆药，净不管用，做了一大堆检查，都跟我说没事。"

农村的老奶奶不大识字，拿着报告单看不懂，假如病情没有好转，总是以为儿女瞒她病情。

"这没什么大问题呀，就是简单的结肠炎而已！"我看着阿姨手中递过来的电子肠镜报告单，疑惑地回着话。为什么疑惑？这真心不难呀，为什么没看好？

"这些药吃得都没见好转吗？"我接过阿姨递过来的一大袋子药。有中药有西药。西药，有肠道益生菌，蒙脱石散，补液盐，罗红霉素等抗生素。中药有肠炎宁等中成药。

心想，还好，没开过什么汤剂的中药。等一下开开汤药应该会好。

"这除了拉肚子，还有哪里不舒服吗？肚子会痛吗？恶心吗？能吃下饭吗？"再问患者。

"没有恶心，也不肚子痛。肛门灼热痛，每天走厕所一二十趟，去了一趟，一会儿又觉得要拉，又要去。能吃，净吃稀饭，近来消瘦20来斤，会不会是癌症呀。"表达清晰，忧虑满满。

"多长时间消瘦20来斤？目前体重多少？"我同时看向她闺女。

"没有20多斤了，差不多18斤了，目前120斤左右。就这2个月。"她闺女补充道。

又拿出来了颅脑、肝胆、腹部CT扫描报告单。没发现肿瘤等重大疾病。

"排除了甲亢、糖尿病了吗？"

又从闺女手中递过来的生化全套、甲状腺六项报告单等，皆一一排除。

"真没大问题啊，就是肠炎，心态要好，别七想八想的。"我安慰道。

接下来认真脉诊："双关尺沉大而稍无力。"

经方脉法思路分析本案

"双关尺沉大而稍无力"。

这个脉象特简单，依"沉脉病入里"大方向判断原则。患者双关尺沉脉，为里病。

患者脉象只是"稍无力"，虚象不显。虽然75岁，但身体仍然较为壮实，没有糖尿病等基础疾病，没有明显虚象。应为里实证。

依"实热：洪大滑数热"大方向判断原则。患者双关尺沉大，脉大属实热盛而涨大之象。患者应为实热病机。

依"阳明病：里实里热，实大阳明"大方向判断原则。患者为里实热证，属阳明病。

且，患者有明显的肛门灼热症状，属里实热证。又有"一会儿又觉得要拉，又要去"的症状，应符合"里急后重"的这种表述，亦属里实热证。

病机似乎很明了！属于阳明病里实热病机。但里实热病机多种经方可选，应据脉再进一步缩小范围。

依"三焦对应：病在上焦应双寸，病在中焦应双关，病在下焦应双尺"大方向判断原则，患者"双关尺沉大"，病在中下焦。

符合中下焦里实热，又有里急后重，应首选白头翁汤。

我们心中对病机进行层层梳理，详尽分析。确定无误后，开方白头翁汤 5 剂。

嘱患者及家属："西药别吃了，可以喝点补液盐，补充电解质及水分或者多喝水。吃点中药很快就好。没事的，放心吧。"

讲话自信而掷地有声！

我这个朋友家祖上及父亲可是不小的地方官员。阿姨年轻时可是见过世面的。虽无文化，但阅人无数！她一看我看病的样子及讲话的口气，一下子信心满满。

大家要相信，情绪是会传染的。我们把良好的信心传达给了阿姨。她特别开心、高兴。离开她家之时。二老亲自送到门口，还手提礼品相赠！

当天，朋友，打来电话感谢，说老人家特别开心！

事情好像到这里就结束了，患者也应该五天药就痊愈才对。

二诊：2017 年 4 月 11 日。

然，事情远远没有想象得简单。三甲医院的医生可不是吃素的。她们看不好的病，哪里能让你 5 剂中药，就能轻松痊愈呢？

其实，就在药后 3 天，朋友就打来电话说，阿姨说还没改善。我在上班接诊患者间接到电话，就马上回复："哪能那么快，你看医生又不是看神仙，她着急，你也着急！"

被我一批评，朋友马上道歉："不好意思兄弟，我被她吵昏了，我这就跟她讲！"

时至今日，5 剂药，也服药完毕，依旧没有改善！

这下子，我不淡定了。这不应该呀？

再次脉诊："双关尺沉大缓而无力。"脉象相似，而脉搏较前缓和，而脉力较前无力！

实热不是为数大脉吗？怎么这下子相反？大而缓呢？

依"寒：寒性收引，寒性下沉。寒饮冰冷，寒凝迟缓"判断原则，患者出现迟缓脉可是寒脉。难道白头翁汤苦寒太过，伤及阳气？

而依"虚：虚性不足，虚性软陷。虚性沉衰，虚弱无力"判断原则，今而脉力较前无力！患者，应判断为虚证！

综合二诊脉象，应辨为里虚寒证。

可之前一诊，可是判为里实热证，如今又证为里虚寒证。这一实一虚，一寒一证可是相反？难不成患者寒热虚实转换？有如此之快？

回首又想，假如一诊正确，二诊寒热虚实病机转换，那中间应该有好转才对，假如病情没有好转，又认为病机有转换，那绝对不能成立！只有一个结论：那就是之前的病机判断有误！

之前一诊又误在哪里？病机分析是哪个环节出了差错呢？

我们再捋一遍一诊的脉象："双关尺沉大而稍无力"。和二诊对比，没有缓脉，无力脉象不明显。一诊我们关注的是沉大的脉象。也正因为这个"大脉"符合实热判断原则，让我遮掩了"稍无力"这个虚象。

依"虚：虚性不足，虚性软陷。虚性沉衰，虚弱无力"判断原则，无力脉属虚证！

而之前怎么样就把这个"稍无力"脉象给忽略了呢？

痛定思痛后，我们回过神来。

二诊，目前应该就判断为里虚寒证。

依"太阴病：里虚里寒，虚弱太阴"判断原则，患者里虚寒证属太阴病。

再依"三焦对应：病在上焦应双寸，病在中焦应双关，病在下焦应双尺"大方向判断原则。患者"双关尺沉大缓而无力"病在中下焦，为太阴病中下焦里虚寒证。

依据常用经方选方，符合中下焦里虚寒证，首选附子理中汤。

于是，开方附子理中丸（汤）加肉豆蔻，5剂。肉豆蔻性味辛温，归大肠经。主虚泻，冷痢。取四神丸之意，只用肉豆蔻，是为不喧宾夺主之用意。

三诊：2017年4月16日。

果不其然，药过二剂，则腹泻暂止，5剂过后，病已愈。

再诊脉："双关尺沉"。二诊中大脉、缓脉、无力脉皆平！

药已中病，老年久病，"宜将剩勇追穷寇"，嘱去肉豆蔻，附子理中丸

（汤）续 5 剂善后。

病案回顾

历经 6 年之后（2023 年 11 月 3 日），再次接到朋友电话，她母亲又病如六年之前。仍然腹泻 4 个月有余。我非常纳闷。上次不是病有 2 月余吗，这次怎么有四个多月呢？有了上次的教训不应该早就好了吗？

这次，朋友带着阿姨来门诊就诊。又是做了电子肠镜，又是，一大沓的相关检查。依旧是慢性结肠炎。

察脉观症。脉象："双关尺沉缓而稍无力。"

脉如 6 年前之一诊，不同的是没有大脉。当然了，这次我不再烦琐地分析。

依"虚寒：细小微弱虚，迟缓弦虚寒"判断原则，属里虚寒。

依"太阴病：里虚里寒，虚弱太阴"判断原则，患者为里虚寒证，属太阴病。

又依"三焦对应：病在上焦应双寸，病在中焦应双关，病在下焦应双尺"大方向判断原则。患者"双关尺沉"病在中下焦。

这次我们开了参苓白术散。只因患者水样便。水饮明显，而虚寒不甚。

朋友惊呼："怎么跟上次开的药不一样呢？"

"中医讲究辨证论治！"

"好吧！"无奈又无力的回答！

当然有了之前的教训，这次肯定很快就好了！

但是收到教训只是我，而不是她，也不是所有的医生。

这就是我们要写病案分享给大家的原因，是把其中曲折分享给大家，而不是单纯分享成功的案例。

我们上面的脉案受到什么样的教训呢？我们后面是如何修正，才成功在寒热虚实判断上快速诊断，而避开所有的雷。

我们上面一诊跟二诊的诊断中，最深的谬误是忽略了"稍无力"这个关键的脉素。

我们在多少次的临床总结中明确：**脉搏力量是判断虚实最关键的要素。**

假如你的脉中出现大脉，只要兼的是无力脉，大而无力就是虚证。

实证的脉象必然有力，这种有力包含着正常的脉力跟有余的脉力。有余脉力可以用"较有力"来分辨。

所以判定实热证："实热：洪大滑数热，指下有力实。"前半句"洪大滑数热"之"洪大滑数"可判断为热，而须有后半句"指下有力实"之"指下有力"是基础条件，才能判断为实证，为实热证！

值得我们再次提及的是：上述脉案一诊时候有里急后重、肛门灼热症状。这个症状在传统的认识里面就是湿热下注的症状。湿热下注也是属于里实热的症状之一。这个患者最终被诊断为里虚寒证并用温补方治疗而愈，说明什么问题呢？说明依据这些症状来判断寒热虚实并不完全准确。

我们需要补充说明一下的是，这个患者在腹泻治愈后仍然有肛门灼热的症状。后面她闺女买了痔疮膏外用几天后，肛门灼热症状缓解。这个也说明了，肛门灼热的症状可以作为独立的局部疾病症状而存在，不一定是伴随着腹泻症状的里热病机的表现。

我们希望这来之不易的理论总结，不要让大家所忽略。我们后边有相应的患者案例能让大家更深刻理解寒热虚实的判断要点！

案八　虚虚实实　重在脉诊

寒热、虚实四大纲，"多少楼台烟雨中"。在漫漫的临床实践当中，寒热、虚实永远是绕不过去的坎。深刻地认知是每个医生必修的基本功。

但是临床上总是扑朔迷离，患者很少能够真正按书上生"条文病"，这就需要医生有一双慧眼，对病情能够洞若观火。

以下碰到的病案，让我们进一步看清实热的本质。

笔者曾治腹痛案例。初诊时间：2017 年 4 月 18 日。

患者陈某，女，34 岁。以反复下腹胀痛伴里急后重 2 年余为主诉求诊。这是个女性患者，下腹部疼痛，却伴里急后重。一般情况下，单纯的下腹部疼痛的女患者，我们先考虑是否有妇科盆腔炎等，而单纯的里急后重，我们必须排除肠道疾病。这个患者两者皆有，必须多方排查。

有些读者看到这里就不耐烦了，不是写的中医的案例吗？为什么常常兼杂着西医的诊断。大家别忘了我们职业的大环境，危重患者的排查是首要任务之一。再者就是明确的西医的诊断，也是现代中医必需的素养之一。我们不是生活在古代，没办法像古代先贤们如此纯粹。

这个患者的治疗过程的复杂性就出乎我意料。也就是因为它的特殊性，所以我们拿出来分享给大家。

从症状来看，患者已经病了两年了，虚证可能性较大。当然了，我们不能有先入为主的思想。可以先听听患者怎么讲。

"小肚，脐以下胀痛，两边偏重，偶尔会有肛门会阴区的坠胀感。用了各种药，已经两年了，时轻时重。"

你看，她的表述非常清晰，久病成良医啊！越是表述清晰，越是长时间不愈的病，越要认真去分析。第一，她重视，第二，她经历多个医生未愈。这种病情都相对复杂而难治。

有时候我们很羡慕古代先贤。他们可以天天看一些常见病多发病。而我们总是捡一些西医看不好的病在看。在医保及大环境内圈之下，夹缝求生，着实不易啊！

拉回思绪，看病归看病，不必感慨。

既然有腹痛，就得排除胃肠道疾病，痛在小腹，女性排除妇科病。

"有拉肚子吗？恶心吗？白带多吗？月经正常吗？"

"大便正常，没有恶心感，疲惫乏力，白带偏多，月经规则，经量少，少量血块。"

从问诊上，基本上排除胃肠疾病，倾向妇科盆腔炎。但中医看病还需以辨证为主。

经方脉法思路分析本案

从症状看很像虚证。特别是疲惫乏力，经量少的症状，符合血虚辨证。

旁边医助补充道：舌淡苔白，舌边瘀斑，脉细，辨证为血虚瘀血证吧？

我把下脉：双寸关沉细而涩。

分析道：

依"沉脉病入里"大方向判断原则，患者脉沉为里病。

依"血虚：细小血中虚"大方向判断原则，细脉为血虚。

依"太阴病：里虚里寒，虚弱太阴"判断原则，里虚为太阴病里虚（血虚）范畴。

依"涩脉主瘀血"原则，有夹瘀病机。

综合判断：则为太阴里血虚夹瘀。

我点头称是！称赞医助进步神速！

这一点头，当归芍药散就开出来，5剂。

我一签字，觉得病情也不复杂，只是患者未曾用过经方，我们让她吃五天药，看看经方魅力所在！

嘱患者"病虽久，并不复杂。专心吃药，很快就好。"

患者点头称"是，我信任您！"

作为医者的角度看，良好的医学功底，专心看好病，后续最重要的是依从性。只要依从性好，配合度佳，应该很快就好。

大家看，我每次看病都信心满满，但这次大跌眼镜！

二诊：2017年4月23日。

"主任，一点都没好哟！"随着叫号声响，一个熟悉的身影落座，委婉的抱怨声也跟着响起。从她的口吻里面，好像，病已久，无效是在她意料之中，但却在我的意料之外！

"主任，您好好把个脉，别听医助的。"医助暗自白了她一眼！言语当中，既客气又犀利！

我认真地，详细地循查三部脉象。

脉诊：双寸关沉稍细而涩，双尺沉大涩而有力。

与一诊相比，寸关细脉缓解，而同时发现"双尺沉大涩而有力"。这在一诊当中可是被忽略了，还是当初并不明显。我想当初并不明显。

我们详细分析一下：

依"涩脉主瘀血"原则，有夹瘀病机。

依"实热：洪大滑数热，指下有力实"判断原则。患者出现"沉大有力"脉，应属实热病机。

依："三焦对应：病在上焦应双寸，病在中焦应双关，病在下焦应双尺。"患者"双尺沉大涩而有力"属下焦里实热证候。

再依"腑实尺沉大"判断原则。患者"双尺沉大"属腑实病机。

依"阳明病：里实里热，实大阳明"六经判断原则。属阳明病里实热夹腑实瘀血病机。

而我们一诊可是诊断为里虚证，而如今里实热证，这一诊不是南辕北辙？怪不得没效！问题找着了，辨证方向更正了，接下来是如何辨方证的问题。

按照阳明病里实热夹腑实病机六经常用经方选择，首选麻子仁丸。

这里还有个问题。就是有人会问，患者本身有里急后重（肛门会阴区的坠胀感）。麻子仁丸以清下为功。里急后重症状会不会加重？

我们认为，如果里急后重是因为直肠内有大量宿便（燥屎）未排出而导致，那么泻下后，将很快缓解这样的症状。

三诊：2017 年 4 月 28 日。

"主任，点赞哦！这星期好多了，我这边给您提了个特产！"

"好转就好，别客气！"中国果然是人情社会。

脉诊：双寸关沉涩，双尺稍沉涩而有力（二诊脉象：双寸关沉稍细而涩，双尺沉大涩而有力）。

与二诊相比，细脉恢复正常脉，沉大脉象恢复，脉象仍然有力。

依"实热：洪大滑数热，指下有力实"判断原则。大脉已除，但有力脉尚在，说明实热虽减，但实热未除尽！"宜将剩勇追穷寇"，乘胜追击！

药已中病，效不更方。依旧麻子仁丸 5 剂。

患者虽然病有两年，看来很快将痊愈。心中暂时放松了警惕。

四诊：2017 年 5 月 4 日。

"不好了，主任！浑身酸痛怕冷，尿频尿痛，昨天还 39℃ 呢？这怎么回事啊？这次怎么没好反而加重呢？"

"别紧张，昨晚有着凉吗？护士帮她测一下体温。"我一边嘱咐护士测体温，一边问病情。

"T：38.2℃，主任。"护士回复道。

我查体，患者身上无皮疹，口腔无疱疹，咽喉未肿大，周身无红斑，无瘙痒。麦氏点无压痛反跳痛。

"有流鼻涕，打喷嚏吗？你拉肚子吗？"

"都没有，现在怕冷身痛，头晕，浑身无力！"

脉诊：双寸浮大而滑数，双关尺沉滑数有力。

我严肃地告诉患者："你这个是尿路感染、肾盂肾炎了。你这两天是不是太累，又没喝水？"

"前天，病情不是好转了吗？心情愉悦就去爬青源山了，爬了两个小时，半路上都没有水卖，我哪里知道会这样啊？您又没吩咐，说不能爬山！"言语充满娇嗔口吻。

我们来分析一下脉象。

先看寸脉。

依"浮脉病在表"判断原则，患者双寸浮，病在表。

依"实热：洪大滑数热，指下有力实"判断原则，患者寸大而滑数脉，属实热证。

依"太阳病：表实表虚，实浮太阳"六经病判断原则，表实为太阳病表实热证。

次看关尺脉。

依"沉脉病入里"判断原则，患者双关尺沉，为里病。

依"实热：洪大滑数热，指下有力实"判断原则。患者关尺沉滑数有力，属实热证。

依"阳明病：里实里热，实大阳明"六经病判断原则，里实热属阳明病，为阳明病里实热病机。

综合脉象分析：太阳阳明合病，太阳表实证合阳明里实热证。

符合上述病机的，可用葛根黄芩黄连汤。

有人问，既然有表实热证，为什么不用麻黄连翘赤小豆汤？实际上可以合用。但考虑到患者是肾盂肾炎，太多的药品增加肾的负担，所以尽量减少药品。倘若合用，得减麻黄用量。考虑有二：一，患者小便不利，大量汗法，不利于利小便；二，麻黄性味辛温，本病机主要是实热，虽有芩连之苦寒，少佐麻黄亦可，多用不利。

又有人会问，既然上面有或可用法，那是不是有绝对不可用法。答案当然是肯定的。完完全全的实热病机，温补法是绝对不可用的。

有人会说，这个久病肯定有虚证啦！目前，虽然有外感，但可能是寒热夹杂了！这种可能的、没有依据的判断，容易出差错，大家应该嗤之以鼻！

言归正传，我们开了三天的葛根黄芩黄连汤效果如何呢？且看五诊。

五诊：2017 年 5 月 7 日。

"神医啊！我吃的当天的药就不再发热了，当天晚上小便就正常了，我还偷偷地去找医院做了尿常规跟血常规，果真是肾盂肾炎，主任我相信您，我没有吃医院开的抗生素。"言语中充满喜悦。

你看她手持两张化验单，一张是 5 月 4 日当天的，一张是 5 月 7 日今天的。一前一后对比。之前尿常规的白细胞（+++）已然降到正常。血常规里面，之前白细胞 16×10^9/L，现在 4.3×10^9/L，也已降到正常。查看了医院的诊断，也是肾盂肾炎，但建议住院治疗。

看了这段，大家是不是心中一惊？患者还背着你去做化验！其实，大家不必惊讶。很多中医医生多以症状消失为治愈的依据。但是在患者心中，西医学各种指标的好转才叫治愈。

所以我们现在中医师，临床上要求把患者症状、体征、各种理化影像检查全部转为正常才叫治愈！

这个要求放在古代，那是不可想象的。从这一点看，好像现代中医比古代中医更难。但是话说回来，现代中医也有自己的优势所在。

比如这个案例，从三诊到四诊，三诊开的是麻子仁丸 5 剂。5 天后的四诊，患者不但没好，反而徒增怕冷、发热、小便不利。这样病情的反转放在古代是很麻烦的呀。但当今的中医医生，依靠目前西医学的知识，很快就知道这是两种病。给患者解释也能够一码归一码。可以更快转换思路，处理起来疗效也更快。

有人不服，反驳道：从目前的西医来看，是两种病。从中医学来看，它有内在的联系。这种说法无不道理，人体总是一个整体，从整体的观点来看，肯定是互相影响的。或许中医站的维度更高吧！

让我们回到病案中来。

当下什么脉象呢？

"双寸浮稍细而涩，双关尺沉细而涩。"

这个五诊的脉象很有意思。通过了三、四诊清下法以后，脉象变得稍细了。

依"血虚：细小血中虚"判断原则，患者细脉为血虚。

依"涩脉主瘀血"判断原则，有夹瘀病机。

依"浮脉病在表"判断原则。患者双寸浮，病在表。

再依"太阳病：表实表虚，实浮太阳"六经判断原则，为太阳表虚证。

再依"太阴病：里虚里寒，虚弱太阴"六经判断原则，为太阴里虚（血虚）证。

选方

太阳表虚夹瘀→桂枝茯苓丸。太阴里虚（血虚）证夹瘀→当归芍药散。

桂枝茯苓丸合当归芍药散，6剂。

六诊：2017 年 5 月 13 日。

诸脉平，原方续 6 剂善后。

两年的病终于好了！

病案回顾

回顾这个案例，我们无限感慨。一个患者复诊了五六次才好，这是成功的案例还是失败的案例呢？虽然以上案例可能会众说纷纭，但是我始终认为是非常成功的案例。

为什么说很成功呢？而且非常有分享的价值意义。

我们临床现在看病，一诊而中，三五剂见好，已然非常普遍。虽然不如先贤覆杯而愈，但在临床的满意度及复诊率还是蛮高的。但我们一直认为有曲折的案例更加有总结跟教育意义，所以我们不怕其中治不好的这些案例，拿出来放在阳光之下。

像上述案例，虽然治疗过程不是非常顺利，但对我们后来总结经验有很大启发意义。

我们总结一诊、二诊。

一诊我们认为是太阴里血虚夹瘀，病情并未好转。在二诊间，通过大而有力的脉象，我们判断是下焦的实热证，并依麻子仁丸治疗的好转得到证实。

哪一诊我们判断错误了呢？

从后面我们复盘的过程当中，反复问患者，我们得到以下几点启示。

一诊患者腹痛，里急后重虽然没好，但是精神好转。这说明了什么呢？说明的虚证补了上来？但是这不是她的主要诉求了。我们其中忽略什么样的问题？

依"三焦对应：病在上焦应双寸，病在中焦应双关，病在下焦应双尺"判断原则，一诊中"双寸关沉细而涩"，寸部病在上焦，病属太阴里虚，患者又有相应疲惫乏力症状，这个脉证是相符的。通过了当初的当归芍药散的治疗，也是富有成效的，至少，她疲惫乏力症状好转了。

从我们后续的复盘当中，我们认为一诊当中也是没错的，只不过治疗的方向不是患者所诉求的方向。患者只关注小腹痛，肛门下坠感没有好转，并没有关注精神状态好转。

从一诊的患者当中，我们忽略了三焦对应原则，则"三焦对应：病在上焦应双寸，病在中焦应双关，病在下焦应双尺"。

有意思的是，后面患者病机反转到五诊时，又使用了当归芍药散，因为五诊当中脉象："双寸浮稍细而涩，双关尺沉细而涩。"其中，无论是双寸跟双关尺，都是细脉。这时候无论是上焦及下中焦都是虚证。当归芍药散包括了三焦之虚，症状当然跟着好了。

我们总结三诊到四诊间。

三诊的阳明下焦里实热，到四诊太阳表实阳明里实热，其中，阳明里实热依旧而增加了太阳的表实，变成了有怕冷发热症状。

实热由阳明波及太阳，但经过了葛根黄芩黄连汤后症息脉平。这里的实热不单纯在下焦，更波及中上焦。我们也果断地放弃了麻子仁丸，启用了含有葛根来解表的葛根黄芩黄连汤，结果也证明我们英明的判断。

总结一下五诊到六诊间。

五诊时，已经过三四诊汗、清、下诸攻法之后，正气似乎衰减？脉象由三四诊的实脉，到五诊的虚象："双寸浮稍细而涩，双关尺沉细而涩。"不管是寸、关尺都体现细脉。依"血虚：细小血中虚"判断原则，细脉为血虚。从太阳阳明之实，转化为太阴之虚。又经病机又进一步转换。我们依据脉诊巧妙抓住，让病机无所遁形，让遣方能够丝丝入扣！

假如不是中医的辨证，只重视西医的病情诊断，那患者出现慢性盆腔炎，应该就一个药方能搞定呀！实际上是不可能的，历经了病机的多次反转，我们根据脉象抓住病机，多个处方终于治好患者。

西医疾病诊断只是为了能帮助我们中医更好，更透彻理解病情病机，而并不能作为中医处方的主要依据。中医治疗还必须"谨守病机，各司其属，有者求之，无者求之"。

案九　颅脑肿瘤　破血化瘀

颅脑肿瘤患者在当今临床也非常多见。有部分患者失去手术机会或不愿意手术的，使用了纯中医治疗的案例非常有价值。

颅脑肿瘤通常表现为头痛、头晕、恶心、乏力、偏瘫、偏盲等，因脑肿瘤位置不同产生不同的症状。我们在临床上碰到过好多例，因各种原因使用纯中医治疗者，发现对症状的改善，乃至肿瘤的控制，都起到一定的疗效。部分患者甚至患病好多年了，都可以稳定趋向好转。我们特意把其中的治疗思路经验拿出来分享给大家，希望能进一步攻克此病。

笔者曾治头晕案例。初诊时间：2016 年 4 月 28 日。

患者陈某，男，64 岁。以"反复头晕伴双下肢乏力 1 年余"为主诉求诊。患者全家都是我们中医馆的"粉丝"。她女儿（28 岁）因为卵巢功能早衰闭经一年来治疗两个月后，月经正常，AMH 值亦跟着恢复正常。可知道当初所有的西医医生都没有办法。当初来找我们的时候，她心如死灰。当治愈以后，身边的人以及亲朋好友全部成为我们忠实的粉丝。因为我们在她身上创造了一个奇迹（别人认为不可能完成的事）。

她带父亲来看病，也是因为在看病期间发现我们这边有相似的头晕、双下肢乏力患者，被我们很快治疗好，觉得他父亲也是这样子，一贯认为是高血压导致。但她不曾所知的是，我们治疗的那个患者是脑梗，而她父亲带过来，我看了则怀疑是脑肿瘤。她对我的脉法深信不疑，当然了，也马上就做了核磁共振，结果不幸言中。

那我们是怎么发现是颅脑胶质瘤呢？这里除了宏观脉法以外，主要是因为微观脉法而发现，这里我们要谈的是宏观脉法，就把微观脉法暂略。

"我爸爸走路很差。步履很小，双脚不稳。看他好像要摔倒的样子。"患者女儿说。

"我就是觉得两只脚没力，走一小段路就双腿酸，就想坐下休息，最近也头晕得厉害，但我血压还好。"患者补充道。

"我看他天天坐着坐着就打瞌睡，跟你上次那个患者一样，你不是说那个叫嗜睡吗，脑供血不足。会不会跟他一样是脑梗呀？"

"症状看起来像，我看一下再说，不用着急。"我安慰道。

先把脉，忽略所有的症状，这是我们经方脉法所要求的。

脉诊：双寸上浮稍细而涩，双关尺稍浮而弦大有力。（微观脉象：右脑团块样脉晕，指下涩而粗糙。因主要谈宏观脉法，此处简单带过。）

把完脉了，我一边吩咐护士量血压，一边告知患者家属："您爸爸要去做一个颅脑磁共振，不单纯考虑脑梗。"我非常谨慎地告诉患者，心中清楚，那是脑肿瘤了。

当然了，后面也另告知了家属。他女儿听后非常紧张。说只要被我怀疑，没有不中的。我安慰她道，把脉也会出差错。她仍然铁青着脸，一直处于高度紧张状态。

经方脉法思路分析本案

"双寸上浮稍细而涩，双关尺稍浮而弦大有力。"

我们先看寸部脉。

依"浮脉病在表"判断原则，患者双寸上浮，病在表。

依"细小血中虚"，细脉为血虚，此处浮细为营血卫虚之象。

依"涩脉主瘀血"及"三焦对应：病在上焦应双寸，病在中焦应双关，病在下焦应双尺"判断原则，患者双寸上涩脉，此为上焦颅脑瘀血。

再依"太阳病：表实表虚，实浮太阳"判断原则，表虚为太阳病。

综合"双寸上浮稍细而涩"寸部脉判定为太阳表虚夹瘀血病机。

再看关尺脉象。

依"稍浮病半表"判断原则，双关尺稍浮，病在半表半里。

依"气滞弦有力"判断原则，弦有力脉，为气滞病机。

再依"少阳病：上热气滞，实弦少阳"判断原则，气滞实弦为少阳病。

依"实热：洪大滑数热，指下有力实"判断原则，患者大有力脉，为实热病机。

再依"阳明病：里实里热，实大阳明"判断原则，实热病机为阳明病。

综合三部脉象：太阳少阳阳明合病夹瘀血病机。

分析完上述脉象，有的人觉得挺复杂的，把寸关脉象分开解读就不复杂了，寸部脉象提示上焦太阳表虚夹瘀血病机，可以直方桂枝茯苓丸。

而关尺部脉象提示，中下焦少阳阳明合病可以选方大柴胡汤。两个方合用，就可以把上述所有病机无一遗漏地涵括在内，这就非常完美。

二诊：2016 年 5 月 3 日。

"主任，效果很好，明显看他精神很饱满，不会在那边一直打瞌睡！"患者闺女兴奋又忧虑地讲述着。

"磁共振呢？"我问道。

"我给您发微信，您看了吗？"

"哦，不好意思，门诊太忙了，都没看。"我隐约猜中，结果不太好。

当我打开微信时，映入眼帘的是：右侧颞叶改变，考虑胶质瘤二级可能性大。微信中交代，她爸爸还不清楚，别让他知道。这闺女可是小棉袄啊！

接着我详细脉诊。

"双寸上浮稍细而涩，双关尺稍浮而弦大"的脉与一诊相似，不同的是，有力的脉象已经消退。

依"实热：洪大滑数热，指下有力实"判断原则，有力的脉象的消退，代表患者的实热病机得到清泄。

太阳少阳阳明合病夹瘀血病机没变，但阳明里实热目前不重，原方去大黄，续 10 剂。二诊，弱化了清热之法，则弱化了阳明病的重心。

从中医的角度来看，药中下怀，疗效可期！

"效果挺好，没多大事！"我把完脉后，抬头对着患者"坚定"地说道。后继让护士安排患者到候诊厅泡茶等候取药，患者闺女配合地留了下来。

"真的是颅脑胶质瘤，目前没发现转移，做磁共振的医院的医生有要求手术吗？家属怎么考虑？"

"哎，我爸原来有慢性阻塞性肺疾病，医院的麻醉师有些担忧。也真没想到您把脉能那么准，磁共振报告出来之前，一直想着能不能不是。"患者闺女忧虑而悲伤！

"如果不能手术，可以考虑吃中药治疗，但我看他效果还可以，不过你们全家人的意见要统一。"

"我看他效果挺好，就是精神了很多，如果不是颅脑肿瘤就一直在您这边治疗。这种肿瘤中医会治好吗？"她发出了灵魂拷问。

"没有人能保证会好，能持续治疗就不错了。提高生存质量，不一定能延长生命！"我严肃地强调着！

三诊：2016 年 5 月 14 日。

"主任，我爸他现在状态很好，能吃能睡，而且走路还很好，我们全家意见统一，就在您这边治疗，他也清楚他的病情了，他也同意！"患者闺女这次表情比上次轻松了不少，且讲话语气比较坚定。她爸爸同时在场。

后面我们根据脉象调整用方，时至今日（2023 年 11 月 29 日）患者仍然高质量地活着。

病案回顾

实际上，我们今天能这么完美地辨证，还让我不得不想起 20 年前的一个患者。回想起这个患者，我们心酸而遗憾。

20 多年前的 7 月 10 日，我还是一个刚出道的小医生，当初在住院部轮转。一个高考生刚考完试，就急匆匆被送到医院。主诉是头痛。高考前一年的高二下学期就开始头痛，但为了应对紧张的高三生活，患者一直隐忍不发。直到送来医院的时候，孩子已经有明显的视力模糊，喷射性呕吐。不用熟读外科，大家都应该明白，这是颅内高压症，要么颅内出血，要么颅内占位，无论摊上哪一个，都是致命的！

当时的 CT 可是比较稀罕，但还是安排做上。颅脑 CT 报告一出来，患者全家崩溃。我拿着 CT 胶片对着灯光，颅脑中一个硕大的肿瘤，如同一只蛤蟆牢牢地盘踞在患者的脑中，当初的条件是没办法做手术的，患者只能躺在床上保守治疗。

很常规的甘露醇、对症、营养、支持、抗感染、胃肠保护等治疗，一日又一日地耗着。患者是位 19 岁的姑娘。长得如花似玉，清纯而可爱，查房的时候总是带着腼腆而羞涩的笑。她对未来充满憧憬，对一切充满深情，让人看了心中产生莫名的痛。

记得那一个夏天，作为小医生的我帮她做床前心电图。她的心率总是跳到 125 次 / 分以上。但每次查房，主任总是觉得心率只有 80 次 / 分。后面我们护士长亲自去复查了一遍。回来哈哈大笑，"那个小姑娘准是被你这个小帅哥给吓的，心里紧张，心率飘到 120 次 / 分。我去了也仅仅 80 次 /

分。”从此科室落下笑柄！

记得，当初医生开的是补阳还五汤。但患者病情逐日加重，终于在一个月后无力回天。

还清楚记得那天下午。病房传来急躁的呼叫声，值班跟二线医生急匆匆地到达抢救。虽经努力，终归无力回天。

回顾当初治疗经过，除了补阳还五汤，还有补中益气汤、肾气丸。全部是温补之品。但患者的脉象却是弦大而有力的。

依“实热：洪大滑数热，指下有力实”判断原则，若患者为弦大有力脉，实属实热病机。那温补之法，就像牛头不对马嘴。可惜当初并没有总结这么清楚！

或许，当初，用大柴胡汤能延长生命，提高生存质量。

假如，当初，用柴胡加龙骨牡蛎汤，患者可能不会那么痛苦。

但现实没有那么多的或许跟假如。我们要做好的是，把我们已有的经验如同零距离带教式地传达给大家，让大家碰到同样的病机，能清醒而快速准确地判断，从此不再迷茫！

若能如此，此愿足矣！

案十　太阳之为病　浮脉病在表

《伤寒论》以六经辨证为准绳。其中，在阐述太阳病时曰："太阳之为病，脉浮，头项强痛而恶寒。"这句话被后世奉为太阳病提纲。

今天在中医临床，凡症中见到头痛、项强、恶寒时，脉浮提示为太阳病。多数人认为一分恶寒，一分表证。更多的人把"脉浮"这个太阳病的诊断依据放在最后面，甚至忽略它的存在。实际上，我们只需仔细读原文："太阳之为病，脉浮……"这个"脉浮"是仲景在太阳病条文里设置的太阳病诊断的前提条件。

有人或许会问：假如"脉浮"为太阳病的前提条件，太阳病是不是不止头痛、项强、恶寒症状？我们在临床也一直苦苦思索着这个问题，直到碰到一个患者，我们才豁然开朗！

大家或许好奇，什么样的患者能够让我对太阳病的提纲有深刻的理解呢？且等我娓娓道来！

笔者曾治头晕案例。初诊时间：2017 年 4 月 2 日。

患者黄某，男，47 岁。以反复头晕伴双肩背疼痛 6 月余为主诉求诊。患者家人曾经是我们诊所的职员，她见证了我们门诊无数奇迹。他父亲头晕的时候，也曾经求医无数，但未曾明显缓解。这次，闺女无论如何也把他拉到我这里来看诊。

"头晕，下午加重，每日昏昏沉沉，如同醉酒。看了很多医院了，也不见好！"言语中充满抱怨。

"怕冷吗？做什么检查了吗？"

"不怕冷，我较怕热。也不口干，不便秘，能睡。医生都问这些呀？是跟头晕有什么关系吗？"患者充满疑惑和不信任感。看来看的医生多了，连医生问什么他都知道。

"颅脑核磁共振，颈椎核磁共振，心电图，心彩超这些都做了。我姑娘拿给你看了吗？医院医生叫我到三院看看（本地精神病医院）！"说完摊着双手，嗤嗤地笑了！

"别紧张，西医看不好，不是还有中医吗？你姑娘帮你推荐的，总可以看好！"我安慰道。

"中医都看了，都开那些药，那些药我也差不多都懂了。"看来他一点信心都没有。

我不再回话，专心给他把脉。

"双寸浮紧弦有力，关尺平和。"

心中瞬间有了答案。感觉这个病机特别简单呀，是不是前面医生给看复杂了。

再翻一下之前病历。

前医用过天麻钩藤汤、半夏白术天麻汤、补中益气汤、肾气丸、柴胡疏肝汤等。我分析了诸前医所用之方药，皆从内伤头晕而解，全是温补肾升阳之品。

内心已然有了把握。

经方脉法思路分析本案

"双寸浮紧弦有力，关尺平和。"

依"浮脉病在表"判断原则，患者双寸浮脉，病在表层。

依"实寒：弦紧大实寒，缓而有力实"判断原则，紧弦有力脉属实寒证。

再依"太阳病：表实表虚，实浮太阳"六经判断原则，表实属太阳病，为太阳表实证。

依据六经常用药方，太阳表实证就是用麻黄剂，首选麻黄汤。

上述简要分析完毕后，我们认为这个患者没什么复杂的，就是一个太阳表证的麻黄汤证，前面的医生都当成内伤病来看，怪不得就治不好，就是一个简单的太阳表实证。

或许有人问：患者以反复头晕伴双肩背疼痛6月余为主诉，已经病达6个月，如果是表证，应该病程短。记得冯老在北京六经八纲解伤寒课程演讲上解释过这个问题，冯老认为，表证不一定代表病程短，病程很长的也有表证。当初我们听到这个和传统教材《中医内科学》里面的观点完全不同的时候，也曾经质疑过。但后面多次的临床实践，证明这个理论完全正确。

我们感觉今天这个患者就是一个病程长的表证，无须置疑。

二诊：2017 年 4 月 7 日。

果不其然，患者 5 天后复诊，入门就讲："有一些好转了。"感觉那口气好像不尽满意。

"头不晕了吗？"

"还是很晕，只是比之前好转一点点。"虽然患者对这个药效并不满意，但他认可有效。有些患者是很难缠的，他就想"覆杯而愈"！而现实怎么可能？把喝药的药碗翻盖过来病就好了？那是传说！我的内心不免嘀咕着。

"别急，半年的病，怎么能一下子就好了。所谓病来如山倒，病去如抽丝，没听说过吗？"我耐心地安慰着患者。

再次把脉："双寸浮紧弦。"与一诊脉象对比，有力脉象已清退，但脉仍浮紧弦。

依"实寒：弦紧大实寒，缓而有力实"判断原则，患者紧弦脉仍属实寒证。表实寒未解。

太阳表实证未解，麻黄汤既然有效，续进 6 剂。

后续，这位患者总共吃药二十几天，头晕、肩酸诸症愈。

后边在复盘这个案例时，我们一直在想，这个病是治疗好的，但总是有些不爽。我们一直把这个患者当成一个久病而有表证未解的典型来看，而且给他用的药很简单，就是麻黄汤。单纯的麻黄汤二十几剂能解他一个半年的病，这应该符合常规推理，并不过分吧！

但事实证明，给自己疗效不佳过多的借口，就是阻挡自己前进的绊脚石！

一年后。

初诊时间：2018 年 5 月 19 日。

患者还是这个患者，病还是这个病。在一年后的同一个季节他复发了，准确地说应该是半年后复发了，为什么呢？因为他后来找我的时候，依然说头晕半年！

"头晕去年治疗没好，怎么又复发了。而且一晕就半年。"患者没好气地说着。

"去年的头晕跟今年的头晕能一样吗？去年准是好了呀！你怎么不说去年的感冒拖到今年呢？"

"哦，那今年是同样有这个病了。"患者不服，但既然来看病，总给台阶下。

"去年来看不是很快就好了吗？怎么今年又拖半年呀。"

"你去年就搞了那两个药，那么简单，我把那个药再去抓了5剂，吃了也没好，才来找你。"患者总是自作主张，觉得中医很简单。

脉诊："双寸浮紧弦有力。"

似曾相识的感觉涌上心头，查下病历，回想一下，去年的他，我惊呆了！这个脉象跟去年一模一样呀！去年辨证为太阳表实证！同样的脉象，这次应该也是太阳表实证呀！

且患者已经服用过麻黄汤了，宣告无效！这不符合逻辑呀！

我再次分析了一遍。

依"实寒：弦紧大实寒，缓而有力实"判断原则，患者紧弦有力脉属实寒证。

再依"太阳病：表实表虚，实浮太阳"六经判断原则，表实属太阳病，为太阳表实证。

依据六经常用药方，太阳表实证就是用麻黄剂，首选麻黄汤。

如前，一模一样，思路，似乎就停在原地！

"大夫，你能不能给我下点重药，你就两个药，能治什么病呀？"

一语惊醒梦中人。

这太阳表实证应该有重证，可下猛药。

我吩咐护士测血压与体温。

体温36.5℃，血压152/98mmHg，心率72次/分。

"你血压还挺高呀？之前高吗？有吃过降压药吗？"我一边思索，一边问着患者。

心想，这下是不一样了。又有血压高，那应该是高血压的头晕了。是高血压，那还有表证吗？如果我们还用麻黄汤类方，根据现在的中药学研究，麻黄不是能升高血压吗？那我们还用麻黄汤吗？

一系列疑问徘徊不去。

假如不考虑高血压这个因素，暂且搁置这个病名。我们依照中医的原有的辨证论治原则，正常开方，那我们应该给什么方？

那本病还是太阳表实证，还得用麻黄汤类方。

如果用麻黄汤，麻黄汤是太阳表实证轻剂，麻黄汤证的典型脉象应是"右寸浮紧"。

假若用葛根汤，葛根汤是太阳表实证重剂，葛根汤证的典型脉象也是"右寸浮紧"。但可能兼出现"右寸浮长"或者"右寸浮弦"。组合起来就会成为"右寸浮长紧弦"。

葛根汤证的紧弦特征脉象更符合本患者。

依"实：实性有余，实性旺盛，积滞亢进，实大刚硬"判断原则，符合实性的是更有余和刚硬的原则。"浮紧弦有力"的脉象是符合更加"实"性的原则。

依上述的判断分析，我们认为本患者应该是太阳表实证的重证，可选用葛根汤。

但为了安全起见，我们嘱咐患者买了些硝苯地平片在家备用。

如此一来，假如血压升高，则先用硝苯地平，也不至于出问题。假若中药能够降下来，则让患者先备用，如此，则万无一失！

此乃万全之策也！

二诊：2018 年 5 月 24 日。

"大夫，疗效杠杠的，这一年多，脑袋从来没如此清醒过！"患者非常高兴地大声说着。

"肯定会好啦，没有吃降压药吧？"

"没有！没有！我不喜欢降压药，那一吃就得上瘾一辈子！"

护士测血压 130/82mmHg，心率 69 次 / 分。

我长舒一口气，一颗心落了地！

病案回顾

有人说中医是慢郎中，我一听这话就来气。自己不争气，总给疗效不佳找借口！疗效不佳的时候不要找借口，懒惰的思想是阻挡自己进步的绊脚石！

虽然上述医案看似是两个医案，但是发病在同一个患者身上，有同样的病情，有可比性。其中治疗的过程有启发意义，值得总结。

首先我们看症状，前后都是头晕。再看病机，都是太阳表实证。

患者第一次发病的时候，我们用麻黄汤治疗了二十几天才好。从二次发病诊疗思路的眼光来看，初次发病已然是葛根汤证。可是我们当初的认识不足，用了麻黄汤。但庆幸的是用麻黄汤的大方向并没有错。患者依然有效，只是疗效较慢！

这种时候我们虽然被高血压的病名所羁绊，但依然坚持中医辨证原则，取得更好的疗效！不但中医证好了，西医的病也好了！

这个病例当中有一个实证的判断原则问题，值得探讨！

我们目前总结的口诀是"实：实性有余，实性旺盛。积滞亢进，实大刚硬。"实性的第一个原则是有余，相对于虚证是不足。这种有余体现在超越正常水平的、呈现多余的现象。

包括**实证**：发热，高热，胸，腹肋胀痛拒按，胸闷烦躁，神昏谵语，呼吸气粗，痰涎壅盛，大便秘结，或下利、里急后重，小便不利，或淋沥涩痛，舌质苍老，舌苔厚腻，

实脉：实大有力。实大有力（实大刚硬），表现出相应的痰饮水湿、气滞、瘀血、食积、腑实等脉象（常见）。

我们平常的判断可以参考实证，但判断的依据要依靠实脉。

区别实证了轻重，可以看有余的多少及旺盛、亢进、刚硬的程度。我们上面的案例中，麻黄汤证见浮紧脉，而葛根汤证为浮紧弦长脉。弦脉比紧脉的脉管壁紧张度更高。长脉，比普通的平脉更长，体现出有余旺盛积滞亢进的特征。这种就是实性的加强和轻重的对比。

以上的病例还有一个总结："表证：浮脉病在表。"

眼尖的读者很快发现，我们在辨证表证的时候并没有参照恶寒、发热、肌痛等症状。这种辨证方法跟传统的六经八纲辨证法有很大的差异。既然我们不依赖症状，那肯定是依赖四诊。我们独独依据四诊当中的脉诊，以脉诊摄统四诊，进行六经八纲辨证。

以上的病例并没有恶寒发热，也没有明显的肌痛等表证症状。我们仅仅依靠脉浮这个最纲领性的太阳病依据，来判断本病例属于太阳证表证，并用相应的解表之方，取得傲人的疗效。我们以疗效来证明辨证过程的正确性，以多种同类病例来总结，浮脉才是太阳病提纲当中最主要的基础条件。

我们最终总结的表证判断口诀："表证：浮脉病在表。"

这种判断口诀的总结并不是教条，也非古板，更像方剂歌诀。方剂歌诀是为了快速记方，精准用方。我们诊断表证口诀，只是为了临床上能够快速准确地辨证论治，取得更好的疗效。

案十一　浮脉病在表　恶寒非表证

太阳病提纲："太阳之为病，脉浮，头项强痛而恶寒。"那太阳病一定见"头痛、项强、恶寒"吗？真的是"有一分恶寒，便有一分表证"吗？

身处祖国南方的福建泉州，四季如春，对"恶寒"这两个字的理解，很多患者都是很混沌的。在表证的判断的时候，很难对"恶寒"症状进行明确的界定。但是假如患者没有恶寒，就真的不能判断为表证吗？假若没有恶寒，依据脉浮、头项强痛可以明确地判断为太阳表证吗？

在《伤寒论》六经八纲辨证的实践中，这些问题一直困扰着我多年。直到我遇见了下面的这个病例，我才豁然开朗！

笔者曾治胸痛案例。初诊时间：2017 年 8 月 2 日。

患者张某，男，46 岁。以反复胸痛 4 月余为主诉求诊。患者全家都来找过我，对我们信任有加，但一直没空过来诊治。在老家，找了多个医生诊治效果不佳。万般无奈下，叫她女儿给我发微信，远程诊治。

远程诊治，无法脉诊，只能依靠症状加舌诊。就问诊得比较详细。

"每天都痛吗？哪个位置最严重？恶心吗？呼吸困难吗？咳嗽吗？后背有痛吗？"

"每个晚上都发作，阵发性胸痛，胸正中间最痛，刺痛，痛的时候呼吸困难，浑身乏力，有时候后背也痛。痛到醒过来，坐起来五六分钟后就好转。"

"已经 4 个多月了，吃了很多药，开胸顺气丸，硝苯地平片，硝酸甘油，复方丹参滴丸，一点用都没有。现在偶尔还口干。"

"怕冷吗？有出汗吗？能吃下饭吗？会便秘吗？睡眠怎么样？"

"不怕冷，平时能吃能睡，跟正常一样，小便正常，偶尔大便不成形。有时咳痰，白色的。晚上胸痛而醒，醒后能睡。"

"最近做了什么检查吗？"我看着患者整体的表达非常清楚，我们所要的四诊资料也很完备，患者最后又问道。

"该做的都做了。而且 CT 啦，什么的都做了，等下发微信给您。"

我看他发过来的常规心电图、心彩超、双肺纵隔 CT 扫描多正常。唯独 24 小时动态心电图提示：偶发室早，ST 段异常。

最后看了舌苔：舌苔薄白，舌质淡，边有齿印。

从症状分析辨证。

夜间阵发胸痛——太阴病（夜间阴气盛，夜间发作，病在阴分）。

胸正中间最痛，刺痛——瘀血（胸正中间最痛，局限性痛，又刺痛皆瘀血疼痛特征）。

偶尔大便不成形，有时咳痰，白色的——寒性水饮（大便不成形为水湿下注，咳白痰为水饮聚而成痰。色白为寒饮之征）。

偶尔口干——阳明病（里热伤津而口干）。

不怕冷，无出汗——无表证。（没有恶寒、发热、肌痛等症状，排除表证）

舌苔薄白，舌质淡，边有齿印——太阴夹饮之象（白苔为寒，舌淡有齿印为脾虚水湿，虚寒夹湿则为太阴夹饮）。

综上分析所得：太阴阳明合病夹瘀夹饮。

符合上述病机，首选瓜蒌薤白半夏汤。且看一下原文。

《金匮要略·胸痹心痛短气病脉证治》：胸痹不得卧，心痛彻背者，瓜蒌薤白半夏汤主之。

《伤寒论》的原文也非常符合本患者的症状，简直生的就是"条文病"。我随即非常有把握地开了瓜蒌薤白半夏汤加丹参 24g，5 剂。

胸痹之证，非同小可，特认真地交代患者：你这个是冠心病，心绞痛。先给你开药吃，如果严重的时候还是要及时送医院胸痛中心诊治。

虽然是网诊，但是症状收集详尽，病机分析到位，亦能运筹帷幄，决胜千里！

二诊：2017 年 8 月 6 日。

仅仅到第 4 天，患者就打来电话："没有明显好转，怎么办？好像还有加重的意思！"

"赶紧过来看一下，远程的，又没把脉，不如面诊！"我着急地催道！

当天下午，姑娘陪着老父亲前来了诊所。

无须多问，先把脉。

脉诊：双寸浮滑数有力，双关尺沉滑数有力。

指下既已明了，心中已然澄清！

待我细细分析给大家听下。

先看双寸部。

依"浮脉病在表"判断原则，患者双寸浮，表证未解。

依"实热：洪大滑数热，指下有力实"判断原则，患者双寸滑数有力脉，为实热病机。

次看双关尺部。

依"沉脉病入里"判断原则，患者双关尺沉，病在里。

依"实热：洪大滑数热，指下有力实"判断原则，患者关尺滑数有力脉，为实热病机。

再依"太阳病：表实表虚，实浮太阳"六经判断原则，患者表证有实热，为太阳病表实证。

再依"阳明病：里实里热，实大阳明"六经判断原则，患者里实热，为阳明病里实热证。

综合上述脉象分析：太阳阳明合病，太阳病表实证合阳明病里实热证。

符合上述病机的，首选葛根黄芩黄连汤。

再看下葛根黄芩黄连汤条文。

《伤寒论》第34条：太阳病，桂枝证，医反下之，利遂不止。脉促者，表未解也。喘而汗出者，葛根黄芩黄连汤主之。

从条文症状上看，好像不甚符合。"喘而汗出者"，患者胸痛发作时有呼吸困难，几乎符合"喘"，但患者没有汗出症状。

再看条文脉"脉促者"，促脉是数脉之极，和本案患者"滑数有力"，似乎吻合！

假若从条文上去对号入座的话，似乎牵强了点。但若从整个条文的上下文来理解葛根黄芩黄连汤证，是属于太阳阳明合病脉证。

但仍然有一点疑问：既然有表证，那应该有相应的恶寒、发热、颈强、无汗或汗出等症，但患者完全没有相应的症状。

本患者为冠心病。葛根黄芩黄连汤很少用于冠心病，常常是见到胃肠病的"利遂不止"症状。在使用的时候，很多患者有恶寒、发热等症状，与本患者冠心病似乎相去甚远！

若从使用经验以及条文的对应来看，似乎应用起葛根黄芩黄连汤，有点牵强附会！心中一直盘问着，用与不用！

再思之。

假如从应用经验来讲，瓜蒌薤白半夏汤应用于冠心病再合适不过了，但不能患者使用后了无寸功！

假如从应用的经验来讲，开胸顺气丸用于呼吸不畅也是疗效杠杠的，但患者反应平平。

若从现代的药理学来讲，复方丹参滴丸用于冠心病准是没错，但亦未见寸功。

何以至此！

当心中犹豫不决时，我再次想起"实热：洪大滑数热，指下有力实"判断原则。患者一定是有阳明实热，而非之前判断的太阴虚寒。

心中再次下定决心，就葛根黄芩黄连汤了，5剂！

坚持原方使用，不再加减！

心中总是执拗着。

三诊：2017年8月11日。

5天的时间是漫长的。等待一个未知的结果也是痛苦的。除了患者本人，我想，即使是他家闺女，也不见得有我这么真心希望他病情好转。

早上的门诊并没有见到患者的身影出现，我心中盘问了无数次是不是无效！盯着预约单，也没有他的名字。但有些老人家并不预约（他们嫌弃烦琐的网上预约流程）。

直到下午，始见那熟悉的身影带着一人跨入诊室。

"医生，医生，我带我家老太婆来给你看了，她非不来，我死活给拽过来了，一定要把脉才准！"患者笑容满面，兴奋地说道！我的心也跟着落了地。

原来患者吃了两天就病情好转了，吃到第5天药，就连续3天没有发作了。他自我感觉非常好，赶紧拉着他老婆也来看病。

原来他老婆也是胸闷。这农村人特别奇怪，看医生非要一个人看了有效，才拉第二个人来，这老人家胸闷很大程度是因为冠心病，这哪里等得起呀？

他家老婆留待下一个病例给大家娓娓道来。我们言归正传本病例。

病案回顾

这个患者是太阳阳明合病，他明确有太阳病，但却没有太阳病症状，里面最典型的发热恶寒、身痛颈强等症状，没有这些症状是怎么样诊断为太阳病的呢？我们依靠的是"浮脉"。这个患者的诊疗过程也让我们深刻地认识到：太阳病提纲："太阳之为病，脉浮，头项强痛而恶寒。"首要诊断标准的基础是"浮脉"，判断口诀是"浮脉病在表"。

我们读条文最重要的是读懂条文背后的病机。当你懂得病机，你就可以适当地抛开条文。在同样病机的基础上，拓展经方的使用范围。

像我们上面的病案，如果我们从套方的角度来讲，葛根黄芩黄连汤并不适合来治疗冠心病，但是我们从病机的角度来分析，同病而异治。此患者，他具备葛根黄芩黄连汤的病机。无论是什么病，都有使用葛根黄芩黄连汤的机会。

我们要读懂《伤寒论》条文，核心是读懂条文背后的病机，而非条文的"条文病"。上面的患者和"条文病"相差甚远。我们根据同样的病机坚持使用了葛根黄芩黄连汤，取得良好的疗效。

至于"有一分恶寒，便有一分表证"，实在不敢苟同！非常多的表证没有明显"恶寒"症状的。从上面的案例我们也清楚地认为：表证常常有"恶寒"症状，但"恶寒"症状并不是表证诊断的必要因素。

案十二　谨守病机　各司其属

同病异治，异病同治。经方治病，病只是参考，"谨守病机，各司其属，有者求之，无者求之……"才是正解。我们上面讲到的冠心病案例，带来同样胸闷气喘的家人来诊治。在他的眼里能不能看好病仅仅差一个脉诊。而在我的眼里，脉里有乾坤无限。

有人擅长面诊，望面而知病，功夫到家，神奇无比。但每次必须卸妆，或者清晨未上妆之时看诊最准。有人擅长舌诊，伸三寸之舌，则知五脏六腑之症结。但凡进食及冷热饮食皆受影响。又有人擅长腹诊，只要伸手摸腹，便知腹中藏方，所验无数。而我擅长脉诊。三指搭脉，进入寸口，如同打开一扇神奇的窗口，洞见一方奇妙世界。

三指之下，病机无从遁形，即知疾病，亦知不同病机。同病异治，异病同治，皆病机使然。下面病案，夫妻同病，但病机不同，治疗自然迥异。

《金匮要略·胸痹心痛短气病脉证治》：胸痹，心中痞气，气结在胸，胸满，胁下逆抢心，枳实薤白桂枝汤主之，人参汤亦主之。宋本、俞本、赵本痞气作痞留。

当我引用这条条文的时候，相信凡是熟读《金匮要略》的人都非常熟悉。但是否有人不解？一个病机之中，会有两个主方（枳实薤白桂枝汤主之，人参汤亦主之）。我们之前一直理解成，如果出现这样的病机，既可用枳实薤白桂枝汤，亦可选用人参汤。而且非常赞叹，仲景医圣留给后人为数不多的灵活选择用方的样板条文。

而当我碰到以下病例的时候，我才豁然醒悟，原来是我肤浅了！

笔者曾治胸痛案例。初诊时间：2017 年 8 月 11 日。

患者黄某，女，45 岁。以反复胸痛气喘 3 月余为主诉求诊。本患者为医案十一张某的夫人。由张某第三诊时带来门诊求诊。从她的主诉来讲，两夫妻非常相似。奇怪的是她已经病有 3 个月，跟老公几乎同时发病，但一个来治疗，一个没来。后面了解才发现，她要等到老公治疗有效的时候才过来治疗。在基层常常看到乡下的老人，让一个打前阵，先去诊治，先试试那个医生的水平。有效果了才一起蜂拥而至。殊不知，像这种胸闷气喘的疾病，就是等待不得。且看我们的对话。

"我跟老头子一样胸闷，晚上会憋醒，气会从胸往上冲到喉咙，憋得慌。跟老头子说我吃他一样的药，他就不愿意，死拽着我来让你把脉，非得浪费这趟路费！"

"怎么不一起来呀？不是也痛 3 个多月。"

"总得一个来先试一下吧？"农村这种连健康都极度节省的意识，让你非常无语又心疼。

无须过多地问诊，先给把脉。

脉诊：左寸弦紧而涩，双关尺沉细缓。

经方脉法思路分析本案

"左寸弦紧而涩，双关尺沉细缓。"

依"涩脉主瘀血"及"左寸应心，右寸肺"判断原则，患者左寸涩，为心脉瘀血病机。

依"实寒：弦紧大实寒，缓而有力实"判断原则，患者左寸弦紧，为实寒病机。

依"沉脉病入里"判断原则，患者双关尺沉脉，病在里。

依"太阴病：里虚里寒，虚弱太阴"六经病判断原则，患者里实寒病机为太阴病里实寒病机。

综合上面分析：病机为太阴病里实寒夹瘀。

符合上焦太阴病里实寒夹瘀的，首选瓜蒌薤白半夏汤。瘀血病机加丹参。

当我们分析完病机以后，又顾虑她家老先生当初也吃过这个药方，假如无效的话，是不是会被她质疑？但是我们分析病机非常严谨，并没有哪处出现漏洞。且瓜蒌薤白半夏汤本来也是治疗胸痛良方，丹参也是治疗冠心病的经验佳品，且符合瘀血选药，应该万无一失。于是跟家属说："今天开的药方，跟你之前吃的药方很相似，但是中医讲究同病异治，异病同治，你别怀疑，吃了就好！"

"来了就不怀疑了，当然是相信你了，你开什么方就吃什么药呗！"老先生回答干脆利落。

"这跟我之前吃的那药一样呀，不是没效果吗？"但是当他接过药方的时候，他又质疑了。

"不是跟你说了啦，同病异治，异病同治，同样的病机，用同样的药！"

"好吧，你说得都是对的！"显然质疑又无奈！

二诊：2017 年 8 月 16 日。

"医生，你还是换个药方吧，那个药方一点效果都没有！且这两天还加重。"还是她家老先生再发话。

"别着急，哪能每次一看就好！"话虽这样讲，但我心中也嘀咕不应该呀！

"我看她吃的你开的药没效果，到第 4 天，就给她吃我的那个药，没想到更重了。"

"你们两个病不一样，药怎么能混着吃呢？"我心中憋着一股气。这老人家真不懂事，药怎么能乱吃。有些人就爱自作聪明，依从性真的很差。

话虽这样讲，但是主要还是要赶紧给看出效果。

再次脉诊："左寸弦紧涩而有力，双关尺沉细缓无力。"与一诊相比脉象相似，左寸弦度更甚而出现有力，而关尺出现无力脉。

再次分析脉象。我们只分析不同部分。

依"实寒：弦紧大实寒，缓而有力实"判断原则。患者左寸弦紧而有力，为实寒严重病机。

依"气滞弦有力"判断原则，患者左寸弦而有力，亦为气滞病机。

我们分析上面两点，有的人会混淆。弦紧脉以紧脉为主，一般为实寒，而以弦有力为特征为气滞。两者脉象特征结合在一起，寒凝气滞。

依"虚寒：细小微弱虚，迟缓弦虚寒"的判断原则，患者出现沉细缓无力脉，属虚寒病机。

依"三焦对应：病在上焦应双寸，病在中焦应双关，病在下焦应双尺"三焦对应判断原则，患者左寸弦紧仍为上焦实寒，而双关尺沉细缓无力，则为中下焦虚寒病机。

依"太阴病：里虚里寒，虚弱太阴"的判断原则，患者上焦实寒，中下焦虚寒病机皆属太阴病，但是明确区分了上焦实寒气滞与中下焦虚寒病机。

如此详细分析，太阴病上焦实寒气滞夹瘀改用枳实薤白桂枝汤加丹参，而太阴中下焦虚寒病机，则可用理中丸。

当我们分析到此的时候我们就想到《金匮要略》中的原文：

《金匮要略·胸痹心痛短气病脉证治》：胸痹，心中痞气，气结在胸，胸满，胁下逆抢心，枳实薤白桂枝汤主之，人参汤亦主之。宋本、俞本、赵本痞气作痞留。

通过以上条文对比，患者所讲的"气会从胸口往上冲到喉咙，憋得慌"符合"胸满，胁下逆抢心"的发病特征。活生生的条文病。而这个条文当中，同时使用了两个处方"枳实薤白桂枝汤主之，人参汤亦主之"，这跟我们今天的病机所用的处方是何等相似？难道千年前仲景碰到跟今天一模一样的患者——太阴病上焦实寒，太阴病中下焦虚寒。

我们幡然醒悟，此条文明示：太阴病有上中下焦之分。在千年之前的太阴病，仲景就分为上中下焦。即用枳实薤白桂枝汤来治疗"气结在胸，胸满，胁下逆抢心"的太阴病上焦实寒，又用人参汤来温补"心中痞气"的中下焦虚寒。

此时我们才明白"枳实薤白桂枝汤主之，人参汤亦主之"并非选择题，而是针对同时存在上焦虚寒与中下焦虚寒不同病机而设，应予合用！

思绪拉回现场。

"不用紧张，这5天药吃了就好！"我们满怀信心地"承诺着"！这种信心来自对经典的谙熟，来自对脉学功底的自信！

三诊： 2017年8月21日。

皇天不负有心人，苍天总是青睐于勤奋者。我们迎来患者夫妻一致好评。"神医！神医！华佗再世！"

我们再次把脉，六脉趋向平稳，有消息月余而告全胜。

病案回顾

作为一个长年辛勤奋战在中医临床一线的工作者，我们一直在思考一个问题。什么样的医案才是让你能够值得反复复盘，从中吸取教训，能让你长足进步的医案？

我们认为并不是一帆风顺、立竿见影的医案，反而是那些久治不愈、充满曲折、信心满满、却又出意外的医案，其中才暗含医理！因此，我们在浩如烟海的医案当中，逐个挑选，我们不是选择最成功而马上能够"覆杯而愈"的医案，而是专挑这种差点让我们丢脸的失败医案。我们不怕出丑，就为了把真实的纯中医脉案展现给大家！

本病案当中，我们自认为一诊中已分析得非常条理精细。不想，并无收效。但有时候我们在反思，那一诊当中的分析也没错呀，为什么会出现无效呢？

当复盘医案的时候，就发现一诊当中我们忽略的"双关尺沉细缓"的这个微小细节，把关注点更多放在上焦，而且患者以胸闷为主诉的症状也集中在上焦。殊不知，整体观念才是中医的特色跟精华所在。单纯顾好上焦，不顾中下焦，人体并未取得阴阳的平衡。但病机有了转变的可能。

或许是因为中下焦的虚寒没有顾及，区区瓜蒌薤白半夏汤并不足以抑制上焦的实寒，乃至上焦实寒，变本加厉，恒生气滞病机，转变为枳实薤白桂枝汤。

或许是因为二诊中，出现明显太过的中下焦虚寒脉象，才让我们想到了温补中焦的理中丸。也才让我们想到了跟理中丸同方的人参汤。同时，联想到了相应的条文。

也许是仲景医圣冥冥之中点拨了我的思维，让我读懂了《金匮要略·胸痹心痛短气病脉证治》：胸痹，心中痞气，气结在胸，胸满，胁下逆抢心，枳实薤白桂枝汤主之，人参汤亦主之。宋本、俞本、赵本痞气作痞留。

"思之思之，鬼神通之"，作为中医临床工作者，对亲历的医案进行全方位、多角度地思考总结，是临床功力进步的最有效方法！没有之一！

案十三　弦紧大实寒　缓而有力实

在中医的临床辨证当中"实寒"病机是最常见的病机之一。那怎么样去理解实寒呢？我们先看看实寒定义。

我们从寒性的概念一步一步推理。

感受寒邪，或体内阳气衰退，阳气推动乏力，温煦不足而致体表四肢或体内脏腑肢体功能活动衰退而表现出了寒。

表实寒证：传统指风寒之邪侵袭肌表，卫气郁遏，腠理闭塞。实为人体大量的卫气营血津液聚集于肌肤腠理表层抵御外邪，邪正分争反应剧烈，表现为发热恶寒（必恶寒）、头身疼痛、无汗、脉浮紧等实寒症状。

里实寒证：指寒邪侵袭机体，或体内阳气被遏，以胸腹疼痛、苔白、脉弦紧等为主要表现的里实寒证候。

如此这般定义，那么实寒是有明显的表里之分的。实际上从文字上理解一个定义很简单，要真正感性地理解一个定义是很难的。中医的临床定义都来自无数个临床病案的总结。下面就是我们临床碰到的一个表里实寒辨证医案。

笔者曾治腹痛案例。初诊时间：2018 年 2 月 14 日。

患者林某，女，6 岁。以反复腹痛腹泻一个月余为代主诉求诊。患者由奶奶带来就诊，代诉，已经拉肚子一个月了。患者人在厦门，离我执业地泉州还有 100 多公里。通常情况下，普通的腹泻并不会来泉州找我诊治。且，患者妈妈是位资深药师。一般情况下，应对一个腹泻应该是不难。这应该又是一个疑难杂症。

"反复腹痛拉肚子，每天要拉五六次，都是水样便，黄色的。这两天发热，前天 39.5℃，还说怕冷，给她穿了很多衣服。"患儿奶奶简单明了地交代着病情。这位奶奶年轻，文化水平较高，讲话很有条理。但你别认为只是她文化高，讲话有条理，实际上她这个孙女经常生病，交代起病情，显得特别"专业"！

"有没有呕吐？小便怎么样？"我一边交代护士测体温，一边问诊。

"没有吐，能吃，能喝水，不见她口渴，大便没有黏液样，也没有血。

有小便，日 10 来次，没脱水。吃布洛芬退热时会出汗。"你看，又很专业！现在的奶奶带孙女实属不易。

"T：38.5℃！"护士回复。

"吃过整肠生，蒙脱石散，肠炎宁胶囊，布洛芬混悬液。都没用！"患儿奶奶，继续补充道。

我思索着，并在脑中迅速整理着有价值资料。

"患者羸瘦，畏冷发热，汗出，腹痛，腹泻黄色水样便，无口干，小便不利，舌淡，苔薄白。"

我分析着。

畏冷发热，汗出——太阳表虚证（畏冷发热为太阳表证，汗出为表虚证，且患者羸瘦，亦为虚象）。

腹痛，腹泻黄色水样便，小便不利——水饮证（水样便小便不利皆为水湿下注肠道而致）。

无口干，舌淡，苔薄白——排除里热证（无口干则无里热伤津之证，舌淡，苔薄白亦是寒象）。

综上分析：太阳表虚夹饮。

太阳表虚夹饮，又有腹泻为主症，临床最常用的就是五苓散。

五苓散治疗小儿腹泻在临床上再多见不过了，这太"小儿科"了，就是信手拈来的事。我心中非常有把握，并不把它当一回事。

"开 5 天药，通常 3 天就好，后面如果好了，就不用吃了。"

患者听我所言，高兴地取药而去！

二诊：2018 年 2 月 17 日。

"没好呀，怎么回事？这两天拉得更严重了，每天都 38 度多！你赶紧详细把把脉！"患儿奶奶一进门就焦虑地说道。

"怎么还没好啊？你给她吃什么了没？要清淡饮食！"

"怎么可能没注意？天天喝稀粥了，孩子都馋得慌！"患儿奶奶抱怨着！口气明显不爽！"就吃 3 天药，你说会好，后面药我也不敢吃了，马上就来了。"继续抱怨着！

"没脱水吧？小便怎么样？有吃饭吗？"我也有点急。毕竟一直腹泻，最怕脱水。

"没有，每天还小便七八次，天天给她灌水喝，但现在大便一天有十几次，还发热呢。"声音明显急躁。这真不怪她，孙女一病一个多月，没个好转，落谁身上都急。

一听小便正常，没脱水我就放心了。

心想，从症状上辨证不行，应该从脉诊上求之。

我专心地把脉。

"右寸浮长弦紧有力，左关沉弦紧。"

经方脉法思路分析本案

"右寸浮长弦紧有力，左关沉弦紧。"

先看寸脉。

依"浮脉病在表"判断原则，患者出现右寸浮脉，说明表未解。

依"实寒：弦紧大实寒，缓而有力实"判断原则，患者出现弦紧有力脉，为实寒病机。

再依"太阳病：表实表虚，实浮太阳"六经判断原则，患者表实寒，为太阳病表实寒证。

再看关脉。

依"沉脉病入里"及"三焦对应：病在上焦应双寸，病在中焦应双关，病在下焦应双尺"判断原则，患者出现左关沉脉，为里证，病在中焦。

依"实寒：弦紧大实寒，缓而有力实"判断原则，患者出现左关沉弦紧，为里实寒病机。

再依"太阴病：里虚里寒，虚弱太阴"六经判断原则，患者里实寒，为太阴病里实寒证。

综合上述分析：太阳太阴合病。太阳病表实寒证，太阴病里实寒证。

这和之前的症状不相一致呀？之前是太阳表虚，目前是太阳表实证，虽然同是太阳病，同是阳证，但是偏实和偏虚，用药亦有差别。再从脉象分析认为，有太阴病里实寒证，这在症状上也难以鉴别出来。但是前面的判断已然错误，应该以脉象诊断为准。

既然六经病机已明，根据六经常用选方就是。但秉承着先解表后治里的原则，先处理太阳表实证。

《伤寒论》第32条"太阳与阳明合病者，必自下利，葛根汤主之"，对比条文"必自下利"葛根汤亦是有治腹泻下利之症。思之，若先解表，葛根汤药后腹泻能制止，自然不必再考虑太阴里寒的病机，外寒里寒应能一并温之而散！

于是，则拟方葛根汤 3 剂。

叮嘱家长清淡流质饮食，多喝水或喝补液盐。

三诊：2018 年 2 月 20 日。

"大夫，您看病是要把脉的。您看，这次就好了呗！我带另外一个孙子来给您瞧瞧，都不吃饭，可要认真帮忙好好把把脉！"病看好了，患儿奶奶口气也好了，高兴当中反复嘱咐。

当医生着实不易。患者表情如同天气阴阳表，看看表情就知今天晴天还是下雨，病是好转了，还是没好。

"吃后面这个药当天就没有再发热了，也不怕冷了，但是还有拉肚子，今天还拉了两次，不过，是好多了。"

"没事，我再调整一下，这两天会好！"我嘴上应承着，心里想着，还没好呀，应该全好才对呀！

再次把脉："右寸浮弦紧，左关沉弦紧"与二诊相比，右寸长而有力脉已消退，左关仍旧沉弦紧。

依"实寒：弦紧大实寒，缓而有力实"判断原则，右寸长而有力脉已消退，说明太阳表实已明显恢复。

依"实寒：弦紧大实寒，缓而有力实"判断原则，三诊出现与二诊同样的左关沉弦紧，说明太阴里实寒病机依然未改善。

我再次陷入思考。

太阳表实寒证，太阴里实寒证。这种表里同病，我们是先解表，还是先救里？还是表里同治？条文中"太阳与阳明合病者，必自下利，葛根汤主之"，又是如何理解葛根汤"必自下利"症状？

在本患者先解表的治疗过程当中，患者已经使用了葛根汤，相应的发热、恶寒的表证得到明显的缓解。但太阴相关的腹泻症状仍然没有得到很大的缓解。我们似乎觉得如果没有表里同治，腹泻症状不能很快痊愈。

基于这种考虑。我们决定表里同治。表证用葛根汤，里证用理中丸（汤）。

则葛根汤加理中丸（汤）开 3 剂。

四诊：2018 年 2 月 23 日。

"大夫，小孙子已经全部好了，谢谢啊。这次调调脾胃吧，不太爱吃饭。"患儿奶奶每次诉求非常明确。

脉诊：左关沉缓。

依"寒：寒性收引，寒性下沉，寒饮冰冷，寒凝迟缓"及"沉脉病入里"判断原则，患儿四诊中寸脉已平，仅左关沉缓，则为太阴里寒未全部恢复。

则理中丸（汤）加川淑、麦芽、鸡内金。川淑性味辛温，加强温中之力，麦芽、鸡内金则消食开胃。

病案回顾

这个医案目前回顾起来我都依然很不爽。首先一个腹痛腹泻的患者从 2 月 14 日到 2 月 23 日治疗了 9 天，感觉治疗过程拖泥带水，没有非常清爽。通常治疗这种腹泻是小儿科的，应该直捣病机，三五天而愈！

我们分析下来有几个问题。

首先，我们认为患儿把脉通常配合度差，手一直动，所以开始一诊并没把脉。一诊依赖问诊，分析病情，虽然我自以为分析得很精准，但是所采集症状实在不可靠，导致结论错误。所开五苓散又有经验开方的嫌疑，导致最终无效。

其次，在二诊当中，虽然分析正确，所用方也正确，但是在表里同病、先治后治原则中有所迟疑，更是机械依赖伤寒条文，犯教条主义，只顾表不顾里。

但是二诊当中，我们也得到个很明确的信号：仲景所总结的六经病是可以剥离开来的。二诊当中，通过葛根汤的治疗，仅仅是治疗的太阳的表证，而太阴里证依然存在。说明了本患者太阳表证跟太阴里证是完全不同的两种病，兼并合在一起，而二诊葛根汤也仅仅治疗了太阳病，太阴病仍然被保存了下来。

三诊当中，用理中丸治疗了太阴病，太阴病腹泻应之而愈。感叹，仲景方药与六经病的联系非常紧密。

第三，以上医案表明，同一个患者是可以同时有表实寒与里实寒证的。当表里证同样严重的时候，应该表里同治。

但有个问题来了，如果表里同病时，但表证较为严重，是不是可以单纯先解表？我们后面这个病例为大家揭晓这个答案！

同样的问题。如何从临床上理解《伤寒论》第32条"太阳与阳明合病者，必自下利，葛根汤主之"。

这两个问题在我们后面的临床实践当中也得到了解决。且看下面的病例。

案十四 表里同病 表重里轻 先治表证

我们在前面的提问当中，提出两个问题：一，如果表里同病时，但表证较为严重，是不是可以单纯先解表？二，如何从临床上理解《伤寒论》第 32 条"太阳与阳明合病者，必自下利，葛根汤主之"。大家看看这个病例治疗过程能否为大家揭晓这个谜底！

首先，我们在探讨第一个问题的时候，没办法定论是先救里或者先解表。但是在案十三腹痛腹泻的案例当中我们发现：如果表里同病，表里病情程度一致，应该表里同治。但是同样是表里同病，有的表证比较重，里证比较轻，有的里证比较重，表证比较轻，该如何取舍呢？之前这个问题也在我们脑海里面一直徘徊不解，直到碰到下面这个案例，我们才捋得非常清楚！

大家一起来看看是否感同身受。

笔者曾治经期腹泻案例。初诊时间：2018 年 6 月 27 日。

患者林某，女，24 岁。以经期腹痛腹泻 3 年、复作 2 天为主诉求诊。这个患者我非常熟悉，她从读高一开始，就是非常信任我。但自从上大学后多年未见。这次，依然是她妈妈带她过来就诊。多年未见，出落成亭亭玉立的大姑娘，果真女大十八变。

"叔，自从去北方读书后，每次来月经都腹痛、拉肚子。昨天刚来月经，今天又拉肚子了。一天五六次。"依然叫着我叔。在这么大的姑娘面前被叫叔，感觉自己一下子老了好多。

"会怕冷吗？"我问着。

"可怕冷了，手足都很冰。"语气肯定，而且加强。

脉诊：双寸浮弦紧有力，双尺沉弦。

经方脉法思路分析本案

"双寸浮弦紧有力，双尺沉弦。"

依"浮脉病在表"判断原则，患者出现右寸浮脉，说明表未解。

依"实寒：弦紧大实寒，缓而有力实"判断原则，患者出现弦紧有力，为实寒病机。

再依"太阳病：表实表虚，实浮太阳"六经判断原则，患者表实寒，为太阳病表实寒证。

再看尺脉。

依"寒：寒性收引，寒性下沉，寒饮冰冷，寒凝迟缓"判断原则。患者出现双尺沉弦，属里寒病机。

再依"太阴病：里虚里寒，虚弱太阴"六经判断原则，患者里寒，为太阴病里寒证。

我们看到这个脉象以及分析脉象的过程，大家就觉得似曾相识。没错，真跟上面的第十三腹泻案特别像，也属于太阳表实证合太阴里寒证。

和第十三腹泻案唯一不同的是，太阴病中，寒象明显，实象不明显，就是说太阴病比较轻。有了上述病案的教训，这次认定表里同病，表里同治。

我们坚持用葛根汤加理中丸（汤），4 剂。

心想这次肯定两天就好。后续再来调整体质。

患者高兴地取药，礼貌地打了招呼而回。

二诊：2018 年 7 月 1 日。

第 4 天门诊，姑娘自行就诊，候诊的时候嘟着嘴。

"叔叔，拉肚子到今天才好，就比之前没吃药，少了一天。现在手脚还很冰，肚子有点小痛。"姑娘仍然嘟着嘴说道。对诊治疗效明显不够满意。

"没事，后面会好的，吃冰了吗？"我问道。

"没有，哪敢？我妈天天给我煮稀粥吃！什么时候能开始吃好吃的？"难道这姑娘也是喜欢吃吗？也能保持这么好的身材吗？不禁感叹道。

脉诊："双寸浮细短缓，双尺沉细短。"

这脉象变化可真大。跟一诊完全不同。

先看寸脉。

依"浮脉病在表"判断原则，患者出现双寸浮脉，说明表未解。

依"细小血中虚"判断原则，患者出现浮细短脉，为营血亏虚之证。

再依"太阳病：表实表虚，实浮太阳"六经判断原则。患者为表虚证，为太阳病表虚证。

再看尺脉。

依"沉脉病入里"判断原则，患者出现双尺沉脉，说明病在里。

依"细小血中虚"判断原则，患者出现双尺沉细短脉，为血虚之证。

再依"太阴病：里虚里寒，虚弱太阴"六经判断原则，患者属里血虚证，为太阴病血虚证。

综合上述分析：太阳太阴合病。太阳病表虚证合太阴病血虚证。

符合上述病机及脉象特征的，首选当归四逆散。

施方当归四逆散（汤）5 剂。并嘱患者，下个月经周期赶紧过来就诊。

三诊：2018 年 7 月 23 日。

"叔，我来了，昨晚来的月经，今天又肚子痛，拉肚子了，到现在已经五次了，一样怕冷。"言语当中，既礼貌又抱怨。

"不急，这次很快就好了，下个月经周期应该就不再腹痛腹泻了！"我用坚定的眼神告知了她。

"谢谢叔叔！我会配合治疗的。"小姑娘笑着回话，言语乖巧而甜美！

脉诊："双寸浮弦紧有力，双尺沉弦。"和一个月之前的初诊一模一样！

既然跟初诊脉象一样，症状也一样，那病机跟分析结果自然相同，还是属于太阳表实证合太阳里寒证。但是我们最初使用的葛根汤加理中丸虽然有效，效果并不是特别理想。当初我们选用了表里同治。

我们反复思索治疗过程。假如目前用同样的药方肯定取得同样普通的疗效。但是病机分析结果一致，另有他方可选？

既然病机无误，是否治法有差？

先治表或先治里，或表里同治的问题上，可以再进一步考量。

我在思索着这治法先后所考量的依据是什么。我们可以先假设病机较重的先行治疗，把病机较轻的搁置。如果按这种思路来讲，那目前这个患者太阳表证是比较重的，虽然同时有太阴里寒证，但太阴里寒证处于次要位置。

当我们分析到这里的时候，也有人会提出问题：太阴里寒，是实寒还是虚寒？为什么我们只讲太阴里寒？是因为她没有很明显的虚证，也没有很明显的实证，但却有明显寒证特征脉象。经方脉法以脉象作为依据来进行诊断，不进行非此即彼式的推理，和没有依据的诊断。

既然患者太阳表证比较重，我们则单纯选用葛根汤，并重用葛根到

45g。

经过一番详尽的分析以后，我们开葛根汤3剂，并告知患者两天就好。

四诊：2018年7月26日。

皇天不负有心人。患者果然药后当天好转，第二天就不再腹泻了。神奇的是患者在双寸脉平的情况下，双尺也脉平！

依"三焦对应：病在上焦应双寸，病在中焦应双关，病在下焦应双尺"判断原则，双寸对应之上焦病愈，双尺对应之下焦亦病愈。寸之脉浮已平，说明了太阳表实证已愈。尺之脉沉亦平，说明了太阴里表实证亦愈。

本案为单纯的太阳表证的脉象及相应用药，既同时治疗了太阳表证，也同时治愈了太阴里证。很令人振奋的是，在后续一年的回访当中，这个患者不再出现经期腹痛、腹泻，3剂葛根汤治好3年之病。

病案回顾

我们回想到《伤寒论》第32条"太阳与阳明合病者，必自下利，葛根汤主之"。和上述医案非常相似。只是这个医案太阳不是与阳明合病而是与太阴合病。但是可以将其理解为两层含义。其一，这里面讲的阳明病有可能指胃肠道症状。其二，这条文只为示人太阳阳明病机主次分明。太阳为主，只需葛根汤先治太阳，阳明可随之不治而愈！

或许有人对上述的分析并不服。条文明明曰太阳与阳明合病者，你所举的例子是太阳与太阴合病。而且这个患者前后治疗了一个多月，时间跨度有点大。我们在病案回顾的时候，也怀疑我们的分析是不是会牵强，有没有更有说服力的病案？

机会来了。

患者吴某，女，17岁，以腹痛腹泻16天为主诉求诊。初诊时间：2018年9月6日。高三的学生，学业异常繁重！患者表现明显的畏冷、发热、无汗、肌痛、腹痛、腹泻、口干、肛门灼热。体温：38.3℃。从症状上看，只要熟读《伤寒论》又精通六经八纲辨证者，一眼便知：太阳阳明合病。

且让我们分析一下。

畏冷、发热、无汗、肌痛——太阳表实证

腹痛、腹泻、口干、肛门灼热。体温：38.3℃——阳明里热证。

把症状简单地分成两组。清晰明了。只是感觉发热时间 16 天，有点久。

但为了不出差错，我们还是脉诊：双寸浮弦紧有力，双尺沉大。

依"实寒：弦紧大实寒，缓而有力实"及"浮脉病在表"判断原则，患者出现双寸浮弦紧，为表实寒证。

再依"太阳病：表实表虚，实浮太阳"六经病判断原则，表实寒证归属太阳表实证。

依"实热：洪大滑数热，指下有力实"及"沉脉病入里"判断原则，患者出现双尺沉大，为里实热证。

再依"阳明病：里实里热，实大阳明"六经病判断原则。里实热证归属阳明病。

以上症状及脉象所有的分析结果都表明，患者为太阳阳明合病，是太阳表实证阳明里热证。

假如太阳阳明合病的腹泻脉证两者病机并重的情况下，应该首选葛根黄芩黄连汤。

如果从轻重的角度来判断。太阳表实证有"双寸浮弦紧有力"多个表示典型表实证脉象兼合，所占病机比重应该较大。而阳明里热证虽有"双尺沉大"脉象，但没有洪滑数等典型实热证脉象兼合，所占病机比重应该较小。

我在治疗上"先解决主要矛盾原则"，今太阳病较重，为主要矛盾。先治太阳表实证则可，搁置阳明病机，坚定地只选择葛根汤 3 剂。

二诊 2018 年 9 月 9 日。

果不其然，患者家属打来电话，患者服药当天下午腹泻较少，当晚体温 36.2℃，第二天泄止病愈。

从上面的病例总结来看，我们没有被患者的症状所迷惑。我们在第一次分析六经八纲的时候，心中隐隐担忧：患者腹痛腹泻 16 天，但发热伴随 16 天，这种长时间的发热是不是阳明里热比重比较重？但从脉象来区分病机轻重的时候，就比较清晰明了。

综合上面两个病案，我们总结了以下两点。

一，表里同病可以根据病机轻重选择优先治疗。凭借"先解决主要矛盾原则"，把占比最重的一方先治疗，则：表里同病，两者均衡，表里同治。表里同病，表重里轻，先治表证。表里同病，里重表轻，先治里证。

二，《伤寒论》第 32 条"太阳与阳明合病者，必自下利，葛根汤主之"。可以这样理解：太阳与阳明合病，如出现自下利症状。假若病情太阳病较重，先治表证。可以选用葛根汤。

这里的阳明病指腹痛、腹泻等里证，非仅仅指阳明病（里实热证）。

我们从医案中的治疗过程总结病机，有时候单纯一个病案仍然给我们留下很多疑惑。有相似的两个病案，甚至三个病案，让我们更加明了。我们在第一个病案的总结过程当中就留下了疑惑，这个疑惑在之后的医案当中不时浮现脑中，当相类似的医案再次出现时，我们及时吸取前面的教训，对后边的医疗方案进行优化，完善总结。

虽然类似的医案，好像不是特别规范，但确实是我们临床研究"中医思路"的一个特别有效的方法。我们的同仁们可以围观，或许可以效仿。

案十五　洪大滑数热　指下有力实

在中医临床当中，实热病机是一个最常见的病机之一。但临床上的鉴别诊断，却也让很多人困扰不已。让我们来看看实热的概念。

实：实性有余，实性旺盛。实性亢进，实大刚硬。

实证：发热，高热，胸腹肋胀痛拒按，胸闷烦躁，神昏谵语，呼吸气粗，痰涎壅盛，大便秘结，或下利、里急后重，小便不利，或淋沥涩痛，舌质苍老，舌苔厚腻，

实脉：实大有力。实大有力（实大刚硬）。

热：热性涨大，热性升腾。热性红肿，热灼洪数。

热症：头痛、面红、咽喉红肿、牙龈肿痛、口腔糜烂、发热、口渴、喜冷饮、大便干、小便黄、烦躁、失眠、狂躁不安、疮疡痈肿等症，苔黄、舌质红。

热脉：洪、大、滑、数。洪数（热灼洪数）滑大（热性涨大）。

我们用较多的病案来总结"实"与"热"并进一步总结"实热"病机诊断口诀。首先是从症状的判断过渡到脉诊的判断。我们翻开之前的病案，再次展现在大家面前。我们尽量零距离地展示，希望我们的同仁能感同身受，并从此实、热分明！

在谈到实热病机的时候，大家就会想到《伤寒论》的阳明病纲领及相应论述：

《伤寒论》第179条："阳明之为病，胃家实是也。"

《伤寒论》第182条："阳明病外证云何？答曰：身热汗自出，不恶寒，反恶热也。"

《伤寒论》第186条："伤寒三日，阳明脉大。"

以上这三条是阳明病的提纲、辅助提纲以及相应的脉象。那我们怎么样去判断阳明病呢？从以下案例可见一斑。

笔者曾治咳嗽案例。初诊时间：2017 年 11 月 12 日。

患者洪某，女，7 岁。以发热咳嗽 20 天为主诉求诊。类似主诉的医案可以说比比皆是，在中医的临床当中，可以说每日必见。但就这么一个常

见的病却也能拖了 20 天未愈，其中原因何在呢？我们很好奇，也很急迫想知道其中原因。

"又咳了二十几天。不找你可能就好不了。"她奶奶抱怨道。

"那天上学，体育课后脱了外衣，可能着凉吧，回来既咳嗽又发热，体温有 39.5℃。后面去住院了。"她奶奶继续补充道。

"怎么这么简单就住院呀？"一个感冒发热，我就疑惑问道。

"医院抽血、拍片，说支原体肺炎。全家都慌了。"

"确实是支原体肺炎，住院多久？还发热吗？"我一边查看了出示的检查单，支原体（阳性），双肺 CT 扫描右肺大段炎症实变（2017 年 10 月 23 日），一边吩咐护士测体温。

"住院一周，没好，早上 T：38.2℃，咳得厉害。你看出院的 CT。"患者奶奶一边说着一边拿出后面的报告单。双肺 CT 扫描：右肺大片炎症实变与之前的片子（2017 年 10 月 23 日）相似（2017 年 10 月 29 日）。

"现在孩子用了大量抗生素，可能耐药了，你吃一下中药，中药对支原体肺炎效果也挺好。"我们治疗过大量的类似患者，讲话相对心中有底气。

"听到她同学肺炎也是来你这边开药吃好的。"她奶奶很信任地说道。

脉诊：右寸浮紧而有力。

经方脉法思路分析本案

"右寸浮紧而有力。"

依"浮脉病在表"判断原则，患者脉浮，表证未解。

依"实寒：弦紧大实寒，缓而有力实"判断原则，患者紧而有力脉，为实寒病机。

再依"太阳病：表实表虚，实浮太阳"六经病判断原则，患者表实寒证为太阳病表实证。

综上分析，病机似乎特别简单，就是太阳表实证。根据诊断的结果，选用最经典的麻黄汤，开 3 剂。

"先吃 3 天，再过来复诊，这两天如果有咳痰、发汗是正常的，不要着凉。"我交代着家属。感觉麻黄汤虽然简单，但脉象病机符合，应该很快能热退、身凉、咳止！

二诊：2017 年 11 月 15 日。

3 天前的奶奶带着孙女又来复诊了。满脸的忧虑，我先吩咐护士测体温、测血氧。

"整天还低热着，昨天跟早上都 37.5℃ 到 37.8℃。咳得厉害，一个晚上都没睡！"

"有出汗吗？正常吃喝吗？有咳痰吗？大便正常吗？"我问诊着。

"T：37.6℃，血氧饱和度 98 %，HR102 次 / 分。"护士报告着。

脉诊："脉稍数，右寸浮紧，左寸洪大有力。"与一诊相比，脉搏较前快，而左寸出现洪大有力。

依"实寒：弦紧大实寒，缓而有力实"判断原则，患者右寸浮紧未变，说明实寒依旧。

依"实：实性有余，实性旺盛，积滞亢进，实大刚硬"，患者与一诊相比有力脉消退，说明实性较之前消退。表实寒证有所好转。

依"实热：洪大滑数热，指下有力实"判断原则，患者二诊中出现洪大有力、稍数脉，都说明有实热证。

综合一诊及二诊分析结果。虽然一诊的表实证有所缓解，但二诊当中发现有明显的实热病机，应该是主要矛盾减轻后，次要矛盾浮现。

二诊诊断为：太阳阳明合病，太阳表实证、阳明里热证。

根据二诊诊断结果，我们另选方药麻杏石甘汤加浙贝、枇杷叶等辛凉止咳之品，加强清阳明里热而止咳。开方 3 剂。

三诊：2017 年 11 月 18 日。

一大早就看到门诊外患儿和她奶奶的身影，在和其他病友亲切交谈着。不时传来她爽朗的笑声。

"主任，这两天好了很多，不发热了，还有一点咳，食欲也好很多，谢谢主任。可以去上学了吗？"现在的孩子真的是太卷了，肺炎刚刚好转，就想着要上学。感觉比我们大人都难。

"别！让她休息啊，才刚刚好，你急什么？身体比读书重要！"孩子听奶奶讲，脸都揪成一团，听我一回话，又舒开了笑脸。宝宝真难呀！我们之前读书好像没这么拼过呀！

脉诊："右寸浮稍紧，左寸稍大有力。"与二诊相比，数脉洪大脉消退。

依"实热：洪大滑数热，指下有力实"判断原则，患者三诊中出现数脉、洪大脉消退，说明实热明显消退，但大脉依旧。说明实热病机依然存在，并未清泻完毕。

综合三诊分析。太阳阳明合病，太阳表实证、阳明里热证病机未变，但阳明里热证当前减轻。嘱守二诊方麻杏石甘汤加浙贝、枇杷叶，但减石膏量。石膏甘寒之物为清泻实热之用。今但减石膏量，则减清泻实热之力，因阳明里热病机已减。

又开药方5剂善后。嘱药后复查双肺CT扫描。

四诊：2017年11月23日。

诸脉平，双肺CT扫描报告：双肺未见明显异常。未再开方，嘱注意保暖，暂不要上体育课，静养一段时间。

病案回顾

看完这个病案，有人又说，这个病案整体的效果也不好呀！从初诊的2017年11月12日到四诊2017年11月23日止，患儿前后历经11天才治愈。那为什么要把这种疗效并不是特别神奇地拿出来分享呢？实际上，我们后边有大量的患者，都是6天左右，一个肺炎就基本上好了。那为什么不把好的病例拿出来分享？

我们是这样想的：后面这些疗效好的患者，都是建立在前面，有曲折或者对错误总结的基础上才变得疗效更好。但是绝大多数人对这种经验的总结过程，都没有深刻地体会。没有深刻体会，很难对正确结果有非常感性而全面的认识。

我们对上述病例再总结。

一，假如在一诊当中，出现明显的太阳表实证，容易向阳明里热证发展。两者都是实证。但是如果是表虚证，就可能向阴证发展。这个我们后面有相应的病例，大家可以继续参考。

二，阳明病里实热证出现典型的脉象："实热：洪大滑数热，指下有力实。"这种脉象可作为我们诊断的口诀来使用。

三，《伤寒论》第179条"阳明之为病，胃家实是也"作为阳明病的主要提纲，这是诊断阳明病主要依据之一。但是不是所有的人都出现"胃家实"症状？我们上述的患者中没有出现"胃家实"等相关便秘、腹满症状。

《伤寒论》第182条云："阳明病外证云何？答曰：身热汗自出，不恶寒，反恶热也。"阳明病的"汗自出"症状亦不是非出现不可。我们上述的患者因为表实寒证掩盖了"汗自出"的症状。

那什么才是阳明病的诊断依据呢？

正确的答案应该是《伤寒论》第186条："伤寒三日，阳明脉大。"

阳明病属于实热病机，我们根据临床经验扩充了的阳明病实热脉象"实热：洪大滑数热，指下有力实"作为诊断标准。

随着经方的推广，也有非常多的中医师使用起经方来。但在经方的使用当中，我们也看到很多同仁在辨证当中出现模糊与困难。这个发热咳嗽的小朋友，就让我看到了实、热的辨证及诊断过程。这个过程，虽然曲折，但让我们总结完善了与实热证相关的脉象，让我们进一步理解了阳明病的相应条文。

后面，我们继续向大家讲述经方脉法的探索过程。

案十六　六经转归有法则　阴证陷阴阳继阳

我们在上面的医案当中讨论有说过：出现明显的太阳表实证，容易向阳明里热证发展。两者都是实证。但是如果是表虚证，就可能向阴证发展。

在临床上，我们碰到这么一位患者，刚好能让我们认识到六经病证转归的一个规律。当然，这也不是绝对的，但是它代表六经转归的一个趋向。对这种趋向的认识，能让我们预知疾病的转归过程及预后好坏。

这个医案是个虚证的患者，就是遇到这个患者以后，我们才认真地思索六经传变转归规律的问题，大家一起来围观，是否有同感？

笔者曾治咳嗽头痛案例。初诊时间：2017 年 11 月 18 日。

患者林某，女，32 岁。以反复咳嗽 2 周为主诉求诊。有人马上会说：上面的案例是咳嗽，这个还是咳嗽？能不能来点新的？作为会辨证的中医医生，须知同病异治，异病同治。症状表面一致，病机却是新的。

患者来自泉州石狮，是一个外贸工作者，夜半三更，常需与地球的对面（英国、美国）业务沟通往来，虽然收入颇丰，但被工作搞得日夜颠倒，疲惫不堪。

那天她拖着疲惫的身躯，经人介绍求诊于我处。

"主任，咳了两星期了，咽喉痒，咳个不停。吃了很多抗生素不管用。快救救我吧。"患者满脸疲惫，无精打采，声音低沉。

"做过相关检查吗？CT？血常规？发热没有？"我问诊的同时，让护士给测体温、氧饱和度。

"就咳，双肺 CT 说有肺炎，没空住院，让开药回家吃，不管用。"疲惫地回答着。

"主任，体温 36.5℃，氧饱和度 97%，心率 65 次 / 分。"护士报告着。

脉诊：双寸浮细缓，左关稍沉细无力。

经方脉法思路分析本案

"双寸浮细缓，左关稍沉细无力。"

先看双寸部。

依"浮脉病在表"判断原则，患者双寸浮，表证未解。

依"虚：虚性不足，虚性软陷，虚性沉衰，虚弱无力"判断原则，患者细缓脉，属不足偏虚弱之脉。

再依"太阳病：表实表虚，实浮太阳"六经判断原则，患者为表虚证，归属太阳表虚证。

先看关部脉。

依"沉脉病入里"判断原则，患者左关沉，为里病。

依"虚寒：细小微弱虚，迟缓弦虚寒"判断原则，患者左关沉细无力，为虚寒病机。

再依"太阴病：里虚里寒，虚弱太阴"六经判断原则，患者里虚寒证，归属太阴病里虚寒证。

综上分析，患者为太阳表虚证、太阴里虚寒。因左关稍沉细无力，太阴病虽有，但脉象特征不是特别典型，故以太阳表虚证为主要矛盾，太阴里虚寒为次要矛盾。

在处方选择上以符合太阳表虚证为主合并太阴里虚寒，又以咳嗽为主症者，应首选桂枝加厚朴杏子汤。

遂开方桂枝加厚朴杏子汤5剂。

并嘱患者出汗时多保暖，少受风凉。多休息，少熬夜。并停用抗生素。

每次经过上面详细的分析，实际上我们都信心满满，并坚信5剂中药后必然能咳嗽止而诸症平。唯一让我们担忧的是这个患者体质较差又天天熬夜。于是我们再三嘱咐道："药吃5天，应该就不咳了，但是你还需过来复诊，把体质调理好。"

患者取完药，道谢后，拖着疲惫的身躯离开诊所。

二诊：2017 年 12 月 19 日。

门诊外，阳光斜照，映在一个瘦小患者的身躯，拉长了身影。患者身着大衣，长长的帽子遮着脸。似乎很熟悉，又一时想不起来。

当叫号机响起她的名字时，她走到诊桌前，我才猛然想起，原来是她！不是让5天后复诊吗？查一下之前病历，一个月了！

"主任，当初吃了您五天药就好了。但是一个月来一直头痛。我真的没空来，其他医生看不好，实在没办法，又来找您了。"疲惫、哀怨又无奈。

"当初有交代一定要复诊呀！"我小心地批评着。

"我也想来呀，工作实在放不开。"她回复道。

"别撑，身体不好，老公、孩子都是别人的！"我严厉地警告着。

"这次一定听主任的，好好休息，好好治疗！"表现出乖巧的样子。

脉诊：双寸浮细微，双关尺沉细无力。

先看寸部脉。

依"浮脉病在表"判断原则，患者双寸浮，表证未解。

依"虚寒：细小微弱虚，迟缓弦虚寒"判断原则，患者双寸浮细微，为表虚寒证。

再依"少阴病：表虚寒者，虚浮少阴"六经判断原则，患者表虚寒证，归属少阴病。

再看关部脉。

依"沉脉病入里"判断原则，患者左关沉，为里病。

依"虚寒：细小微弱虚，迟缓弦虚寒"判断原则，患者双关尺沉细无力，为虚寒病机。

再依"太阴病：里虚里寒，虚弱太阴"六经判断原则，患者里虚寒证，归属太阴病里虚寒证。

综上分析患者为少阴太阴合病。翻看前面病历，是太阳太阴合病。而如今，全线转阴了吗？为何？

再看前面病例，虽然太阳病，但是太阳表虚证。太阳表实、太阳表虚虽同属太阳病。但太阳表虚并非纯正虚证，只不过在太阳表实的基础上偏虚一点点，或者本人体质素虚而得太阳表证。但是有营卫亏虚的趋向。所以脉象也常常表现为稍细而缓（既有虚象又不典型）。但就是这一线之虚，却有可能全线崩溃。

本患者之前为太阳表虚证，如今虚证进一步损耗。从表虚证到表虚寒证，这虽然是表虚证的进一步虚损，但因虚损从量变已到了质变，从太阳病到了少阴病。这过程表达了质变。

有人认为，既然少阴病表虚寒证，是太阳病表虚证的进一步虚损，为什么不说是表虚证重证？问到这个问题的时候，我们就非常感叹仲景的高明。仲景把这个过程规定为从太阳病→少阴病。用六经概念来表达，表明了从阳转入阴的一个质变过程。

本患者现在从太阳病转为少阴病，也从疲惫转为嗜睡的状态。疲惫到一定的程度，就需要大量的睡眠来补充跟恢复。患者体现为嗜睡的状态。这里在《伤寒论》的少阴病所描述得非常逼真。《伤寒论》原文："少阴之为病，脉微细，但欲寐也。"这里描述的"但欲寐也"就是高度疲惫嗜睡状态。当然，这也是少阴病里面比较典型的症状。临床上并非都这么典型。

我们通过详尽地分析跟深入地思考，断定这个患者已进入非常典型的少阴病状态。

那如何开方呢？少阴病无任何实象过程，应首先用桂枝加附子汤。而太阴病可选理中丸。我们表里同治，合而用之，开方5剂。并要求静养不熬夜。

嘱患者，这几天休息，服了这天药，很快会好转，但是要过来复诊。

"谢谢主任，手头上一点事，后面我会休息的。"听这话，好像还没有真正休息的意思。

"你还是休息吧，你现在不休息，以后只能多休息！"我柔声警告！

"好吧！我明白了！"终于听到肯定的答复声。

现在年轻人真是两极分化啊！拼的打拼得要死，懒的在家啃老了。

三诊：2017 年 12 月 24 日。

"主任，给您带个好茶。"声音明显有力而略显娇滴。我抬头看才知道那天的姑娘来了。今天穿得干净利落，还化了淡妆，涂了口红，显得精神许多。

看来一定是好了很多。原来，女人身体不好，连化妆都懒了。美丽的妆容也是需要心情的。但是在我这个医生眼里，一张有血色饱满的脸蛋，远远胜过高超的化妆技术。

"主任，精神好了很多，可以上班了吗？"心心念念她的工作呀！

"休息1个月！"我讲话掷地有声！

"好…吧！"两个字拖得好长，言语当中既想遵从，又多有不情愿！

脉诊：双寸浮稍细，双关尺沉细。与二诊相比，寸脉微脉消失。关尺脉中无力脉消失。

依"虚寒：细小微弱虚，迟缓弦虚寒"及"少阴病：表虚寒者，虚浮少阴"判断原则，患者寸脉微脉消失，为虚寒病机修复，相应的少阴病表虚寒证则亦消失。

而如今似乎又回到最初的双寸浮稍细脉。

依"虚：虚性不足，虚性软陷，虚性沉衰，虚弱无力"判断原则，患者双寸浮稍细脉，属不足偏虚之脉。

依"浮脉病在表"判断原则，患者双寸浮，表证仍未解。

再依"太阳病：表实表虚，实浮太阳"六经判断原则，患者为表虚证，归属太阳表虚证。

我们分析了一下，患者又从少阴病转为太阳表虚证。好像在表证间又过了一个轮回。别小看这个轮回。患者从少阴病→太阳病。这又是种质的轮回。从阴证转为阳证，是体质飞跃性的改变。

综合判断三诊，为太阳表虚证、太阴里虚证。两证并重，表里同治。

符合上述诊断，首选桂枝人参汤。

四诊：2017 年 12 月 29 日。

"主任，我已经浑身充满活力，好像年轻了好多岁！"患者一进门诊，就高声赞叹！

诸脉平，用原方桂枝人参汤加鸡内金 5 剂善后。太阴之病，脾胃多有阴寒凝聚，今虽温补修复，但加鸡内金性味甘平，归脾胃经以消食醒脾，增后天运化之功。

病案回顾

回看这个病例，又历经许久，从初诊 2017 年 11 月 18 日，至四诊 2017 年 12 月 29 日，前后看了 1 个月又 11 天。有人就问了：那这样的病例疗效算好吗？值得我们提出来给大家分享吗？

其实，在选用这些病例的时候，我是要鼓起勇气的。因为分享一个成功的案例，典型的案例简单，要分享自己治疗中有曲折的案例很困难，大多数医生不愿意拿出来，觉得这是自己职业生涯当中不算光彩的一面。但我把它们都拿出来分享给大家，我不想后面的医者重蹈覆辙，入同样的坑。

像类似的病例虽然治疗时间非常久，但是它体现一个六经传变过程。太阳表虚证容易陷入阴证→少阴证。少阴病治疗及时，还可以转化出来→太阳表虚证。

《伤寒论》原文："少阴之为病，脉微细，但欲寐也。"这里描述的

"但欲寐也"就是高度疲惫嗜睡状态。一定是疲惫乏力状态，但不一定要嗜睡。有的人意志力很强，他硬撑着，会出现多梦或者心慌气短状态。

　　我们用一个曲折的病例去做其中缘由的分析跟总结，对临床医生功力的提升是大有裨益的。一帆风顺的病案有些平凡无奇。但是高概率的治愈率，就需要排除那些可能出现的小概率的坑。一个治疗疗效又好又快的医者，一定是善于总结的医者！

案十七　阳经易合病　少阳阳明并

在上面案十六讨论有总结："六经转归有法则，阴证陷阴阳继阳。"那这是一个初步的总结，还是已经多次验证的一个恒定的规则呢？我们当初总结这一个规则的时候也一直在临床上寻找相应的病例来进一步验证这个结论的正确性。

很快机会来了。

一个纯中医的治疗医者并不缺少病例，但总是缺少专业性的分析和思考总结。就在前面那个患者刚刚结束的第二天，我们就迎来一个类似的新医案，这个医案加深了上述的认识。前面讲的是阴证，但这里讲的可是阳证。

一场演绎着中医辨证规则戏（医案）又悄然展开了。

笔者曾治头晕乏力案例。初诊时间：2018 年 1 月 1 日。

患者董某，男，36 岁。以反复头晕乏力 1 个月为主诉求诊。患者身体壮实，他一家人我都很熟悉。一入门诊就热情打着招呼。他体质硕实，身高一米八几，大腹便便，除了络腮胡子，那简直就是黄煌老师笔下的大柴胡汤人。当你看完这个案例的时候你也会惊叹，黄煌老师惊人的功力所在。

"哎呀，最近太忙，头都晕了一个多月了，就是要来找您，都一直没空。"抱怨着生活的不易。是啊，作为省级的音乐家，哪能闲啊。只要大型的演出场合都少不了他。

"忙点好呀，不忙就麻烦了！"我应声调侃道。"但身体是革命本钱哦，总是要顾！"职业的本质让我继续补充道。

"是的，是的，这不就来找您了，赶紧帮我瞧瞧，什么问题？"一边问道，一边伸手让我把脉。

虽然从黄煌老师的认知体系里面，我们一看他就像大柴胡汤人，但是我们还是要把脉来验证的，体质如大柴胡汤人的虚证也是有的。这是概率问题，并不可一概而论！当然我望诊的功夫并不如老师，虽然我也学了好多次，多有惭愧。

脉诊：脉稍浮而弦稍细有力。微观脉：右侧大脑枯树枝样脉晕（略）。

我把完脉严肃地告知患者："你这是原发性高血压病，有多发腔隙性脑梗，你要休息了，要小心哦，这是会中风的，等一下我让护士量一下血压到底多少。"

多发腔隙性脑梗的诊断来自微观脉法，我们这里主要是讨论宏观脉法。所以微观脉法先省略下。那么从宏观脉法我们怎么判断六经病机及六经用方呢？让我们顺着经方脉法的思路分析给大家。

经方脉法思路分析本案

"脉稍浮而弦稍细有力"。

依"稍浮病半表"的病位判断原则，患者脉稍浮，说明病位在半表半里。但是半表半里之病有半表半里偏阳的少阳病，也有半表半里偏阴的厥阴病。此处并无法截然分清。

我们进一步解读。

依"气滞弦有力"病机判断原则，患者脉弦稍而有力，说明有气滞病机存在。

再依"少阳病：上热气滞，实弦少阳"六经病判断原则，气滞多为少阳病。

通过上面详尽的分析，一目了然，这属于少阳病。典型少阳病的选方，便是小柴胡汤。

于是开方小柴胡汤 5 剂，并嘱咐："今天血压 165/105mmHg，按照高血压诊断判断标准，您已经达到二级、中危级别。这可不是开玩笑的。等一下马上去医院（三甲）约一个颅脑核磁共振。同时先买盒硝苯地平缓释片备用。假如中药能降下来就不吃西药。"我详尽地交代着。

二诊：2018 年 1 月 6 日。

门诊外又有患者要求护士加号。回想起这一个元旦，一号看诊到六号也是拼了。但是患者依然如织般地涌来。大家都很开心主任元旦有坐诊，并无人心疼主任没有休假。想想当医生的总是有人尊重无人心疼呀。

不必感慨，照常看病。

5 天前的壮汉如约而至来复诊。心想，难得他这次依从性这么好呀，看来是病得比较难受又有效果。

"主任，刚才护士量了血压，155/100mmHg，降了一点，但头仍然晕得厉害。这两次来我都是打车的，不敢开车！"对对，头晕不能高空作业，危险作业，不能驾驶，这可是原则。前天都忘了交代！

"没吃降压药吧？颅脑磁共振做了没有？"我问道。

"降压药没吃，主任，您看。"双手捧着磁共振片子及报告单。

"右脑多发腔隙性脑梗！没叫你住院吗？"我拿着报告单念给他听，并随口问道。

"叫住院了，我不愿意，还是找您比较放心。"患者坚定的眼神，无比地信任我。我内心感动了。

"中药治疗高血压，脑梗效果是挺好的，我们有着非常多的案例经验，但是假如中间有加重或者有特别难受，该住院还是要住院的。"我小心谨慎严肃地交代着。

"主任，我懂！我就特别相信您，特别认同您这种严谨的工作态度。"仍然是坚定的眼神，肯定的口气。

"等一下给您开药，继续吃，这两天每天自己量血压给我汇报。"我继续嘱咐着。

"明白！"回答干净利落！

脉诊："脉稍浮弦数而较有力。"与一诊相比，这里出现一个特别大的特征，是"数而较有力"，且较一诊更有力，那这是一个怎样的病机现象呢？假如从脉管的压力来看，血压下降了，脉管壁压力应该下降才对呀！但是我们应该站在中医的角度来分析解读脉象才对。

让我们分析着这特定的脉象。

依"实热：洪大滑数热，指下有力实"病机判断原则，患者脉数而较有力，说明患者体内实热壅盛！

再依"阳明病：里实里热，实大阳明"六经病判断原则，实热为阳明病。

分析至此，我们豁然开朗，原来一诊疗效不佳，原因在于我们忽略了阳明里热病机。

综合分析，二诊诊为少阳阳明合病，应选大柴胡汤。

于是，施方大柴胡汤 5 剂。并嘱患者，"药后应会腹泻，3 到 5 次 / 日为正常，别介意。多喝水就好。"

三诊：2018 年 1 月 11 日。

患者如约而至。今天患者明显眼睛有神。招呼着护士给他量血压。

"血压：140/93mmHg。"他跟护士异口同声，声音清亮而欢快。

"我没吃降压药，你看，降下来了，主任厉害吧。"壮汉同时回头跟旁边的患者炫耀着。

脉诊："脉稍浮而弦有力，寸上稍涩。"三诊的脉象与一诊异常相似！

如此相似的脉象让我隐隐约约感到，一诊的时候，患者应该就是妥妥的少阳阳明合病。只是当初的阳明病机不甚明显，处于次要地位。当我们一诊用小柴胡汤解决了少阳病机的时候，阳明病即凸显开来，展现出少阳阳明合病，且两者并重。

三诊脉中另一个特征是"寸上稍涩"脉。

依"涩脉主瘀血"病机判断原则，患者脉涩，涩者血也。

既有阳明病，又有瘀血，应选下瘀血汤。

综合三诊判断，患者为少阳阳明合病夹瘀。选方大柴胡汤合下瘀血汤加蜈蚣 5 剂。

四诊：2018 年 1 月 16 日。

"主任，我已经去参加演出了，状态特别好！"壮汉竖着大拇指。此时我又想起黄煌老师的大柴胡汤人，确实很有高见。不一样的是，黄煌老师笔下的大柴胡汤人可是张飞，拿的是双斧头！我们这个壮汉拿的可是琵琶！看起来更像四大天王！

病案回顾

《伤寒论·辨太阳病脉证并治》

103. 太阳病，过经十余日，反二三下之，后四五日，柴胡证仍在者，先与小柴胡汤；呕不止，心下急，郁郁微烦者，为未解也，与大柴胡汤下之则愈。

136. 伤寒十余日，热结在里，复往来寒热者，与大柴胡汤；但结胸，无大热。无大热者，此为水结在胸胁也。但头微汗出者，大陷胸汤主之。

165. 伤寒发热，汗出不解，心中痞硬，呕吐而下利者，大柴胡汤主之。

《金匮要略·腹满寒疝宿食病脉证治》

按之心下满痛者，此为实也，当下之，宜大柴胡汤。

我们引用的《伤寒论》、《金匮要略》里面所有的大柴胡汤的条文。不为烦琐，只为大家对比。从上面的条文很难跟今天的头晕乏力案例相对称，很难去对号入座，但是我们并不是为了生硬地搬套伤寒条文。单纯对照条文来看病是不可靠的。我们读懂了条文背后的少阳阳明合病病机，并拓展了大柴胡汤的适用范围。

当然了，最重要的是如何抓住大柴胡汤的使用依据。其中最典型的是大柴胡汤脉象"弦而滑数有力"，且这个有力是"较有力"脉。

我们从之前的少阳病，谈到少阳阳明合病，谈到大柴胡汤脉象。实际上，终究我们要说明的问题就是，少阳很容易跟阳明合病，且《伤寒论》里面有大量的条文，专门讨论少阳阳明合病，并立典型方大柴胡汤。

少阳为什么喜欢跟阳明合病？有人说，医圣都讲得那么明白了，你凭什么又钻这个牛角尖？实际上，有些牛角尖是越钻越明白。

我们分析认为：少阳病本在半表半里，性格偏阳，同气相求，他自然会引来阳明病。因为阳明病病性也属阳，且属阳中之阳。

那如果按这种思路，是不是阳明病也喜欢跟太阳病合在一起呢？那我们进一步索求真理！

案十八 三阳合病 三阳并重 三阳同治

这里讲的"三阳合病"名词来自是《伤寒论》的条文。原文"三阳合病"指太阳、少阳、阳明合病。因为三病都发于阳，故称"三阳合病"。

关于"三阳合病"如何治疗，在《伤寒论》有两个相关的条文记载。

《伤寒论》第219条（《辨阳明病脉证并治》）："三阳合病，腹满，身重，难以转侧，口不仁，面垢，谵语遗尿。发汗则谵语，下之则额上生汗，手足逆冷。若自汗出者，白虎汤主之。"

《伤寒论》第268条（《辨少阳病脉证并治》）："三阳合病，脉浮大，上关上，但欲眠睡，目合则汗。"（《桂林古本伤寒杂病论》：此上焦不通故也，宜小柴胡汤）

历代医家对这两条的解读有诸多争议。但对"三阳合病"概念无争议。为什么解读出现争议，归根到底，主要是对"三阳合病"从何而治出现争议？我们临床上也一直在苦苦思索这个问题。有些临床医家认为，"三阳合病"治从少阳，认为少阳为半表半里，为太阳表与阳明里的中间枢纽。少阳外可出于表从汗而解，内可入于里，从里而消，中间可和于半表半里。此言论从理论上来讲甚有道理。觉得此理可通，临床应可用。

但自从经历了下面这个病例以后，我就不淡定了。我对三阳合病治从少阳有了重新的思考和认知。大家不妨跟我一起来看看，是否有同感。

笔者曾治发热身痛案例。初诊时间：2016 年 7 月 1 日。

患者金某，男，37 岁。以反复高热身痛 6 天为主诉求诊。患者身体壮实，从事教育工作。但再壮实的人也经不起连续 6 天的高热呀！看看他斜斜跨入我门诊那病恹恹的样子，你就知道他这 6 天是过怎样的日子。人身毕竟是肉做的，不是铁打的！

"怕冷，发热，每天体温 39℃到 39.5℃。头痛，恶心，咳嗽，胸肋疼，吃不下，腰痛脚痛，全身都痛，走一步都痛，口干，口臭，两三天才大便。"一看就是有非常多的中医常识的人。是的，这些长年累月跟着我的粉丝，他多少会翻看一些中医书。

既然说了症状，我们就在脑海里归类并分析了一下。

畏冷，发热，周身疼痛→太阳表实证（怕冷，发热，每天体温39℃到39.5℃。头痛，腰痛脚痛，全身都痛，走一步都痛）。

恶心，食欲不振，胸肋苦满→少阳病（咳嗽，胸肋疼，吃不下）。

口干，口臭，便秘→阳明病（口干，口臭，两三天才大便）。

一个好的医生应该不限于片面地看世界。像我这种非常偏爱脉诊的人，一看症状，也应该能够非常精细地据症状辨证并了然于心。其实我虽然精通据脉辨证，症状辨证也是基础功之一。

一个好的医生也需要能够在与患者零碎的病情沟通当中，迅速专业地整理需要的辨证资料。从上面已经相对专业的口述当中整理出需要的辨证内容，并把专业内容分类对比，我们一目了然：太阳病少阳病阳明病，三阳合病。

为了能够更加有把握上述患者属于三阳合病，我们又进行脉诊。

脉诊：双寸浮洪数有力，双关尺稍浮而弦数有力。

经方脉法思路分析本案

"双寸浮洪数有力，双关尺稍浮而弦数有力"。

依"浮脉病在表"病位判断原则，患者双寸浮，说明表证未解。

依"表实表虚，实浮太阳"六经判断原则，表证属于太阳病。

依"实热：洪大滑数热，指下有力实"病机判断原则，患者洪数有力脉，说明有实热病机。

再依"阳明病：里实里热，实大阳明"六经判断原则，实热属于阳明病。

依"稍浮病半表"病位判断原则，患者出现双关尺稍浮脉，则病位在半表半里。

依"气滞弦有力"病机判断原则，患者双关尺弦数有力脉，说明患者有实性气滞病机。

再依"少阳病：上热气滞，实弦少阳"六经判断原则，半表半里实性气滞病机为少阳病。

综合上面分析，太阳病少阳病阳明病，三阳合病无误。既然辨证无误，那治疗上如何入手呢？我们想起伤寒论的相关条文。

《伤寒论》第268条（《辨少阳病脉证并治》）："三阳合病，脉浮大，

上关上，但欲眠睡，目合则汗。"（《桂林古本伤寒杂病论》：此上焦不通故也，宜小柴胡汤）

在《桂林古本伤寒杂病论》，第268条后有"此上焦不通故也，宜小柴胡汤"。这里面明确告知大家，可以用小柴胡汤。小柴胡汤为少阳病之经典祖方。所以可以理解为，三阳合病可以用小柴胡汤来治疗。也就是说从少阳病入手，可解三阳之病。

后来多数医家亦认为："三阳合病，治从少阳。"我觉得很有道理。少阳病在半表半里，外可出表，内可入里。假如三阳合病。单纯从少阳和解开，太阳和阳明当可不药而愈。如此，以治一病，如同时治三病，用药少而精，自然人甚是高明！

想想觉得，此病不在话下，虽不敢称覆杯而愈，自可二剂而愈！

"这剂药吃了，下午热退，明天就好。"我拍着胸脯对患者说。

"是的，每次找你很快就好，这不又拖了6天才来，觉得简单的别人应该看得好才对，太傻了！"他自顾自地抱怨着。

"三阳合病，治从少阳"是多少人总结出来的经验，这哪能有错？肯定没问题。我再次思考并给予自己高度肯定！

二诊：2016年7月2日。

没想到打脸来得如此之快！就第二天，他又来了，这次不但来了，还是老婆搀扶着来。一边喂水，额上还贴着退热贴。一看就是那种病没好又加重的架势！

我一看这个样子进门诊，我就傻了。不应该啊。不可能！！

"体温39.8℃。狂汗出。这3天不解大便了，全身哪哪都痛。"他有气无力地诉说着。

"体温太高，可先吃下退热药，别硬撑着。"

"吃了，早受不了，就吃了，又热起来了，前几天吃的抗生素也一样。"绝望又无助的表情。

我不再接话，默默地把脉。

"双寸浮洪数有力，双关尺稍浮而弦数有力"。和一诊的脉象如同出一辙，一点都没变化。什么情况？我在大脑里面又迅速地辨证了一遍。没错，就是三阳合病。

我又思索着：既然病机辨证无误，那肯定是治疗方案出了差错！

"三阳合病，治从少阳"，用小柴胡汤呀！这哪能有错。

但是病情的结果就是答案。体温反复升高，证明我们的治疗是错的。

于是，我开始对"三阳合病，治从少阳"这个治则产生了巨大的怀疑。我再次分析，上述患者是三阳并重，没有孰重孰轻。我再想，既然三阳合病、三阳并重，仅仅治疗少阳病，还不如三阳并治。

于是乎，太阳阳明合病用麻黄杏仁石膏甘草汤，少阳病用小柴胡汤。两方组合重用石膏。重新开方一天，告知家属，明天早上再不好就去医院做个双肺CT，还有血常规。

"为什么做双肺CT、血常规啊？你考虑肺炎吗？"家属急促地问道。

"是的！"

"那如果是肺炎，治疗会不一样吗？"

"从中医的角度来讲是一样的，只是如果是肺炎的话，可能会多几天才好！"

"我明白了！那我就先吃药，再过两天不好再去做！你觉得肺炎可能性大吗？"

"从脉象上看，可能性不大，还是普通的病毒性感冒！"

"您的判断总是对的，我相信您。"患者口气明显改变。

三诊：2016 年 7 月 3 日。

"主任，热退了，您再给我多开两三天吧。昨天下午到晚上热就慢慢退到正常了，我怕没好彻底，再来找您一下。"患者今天自己来了，明显有些精气神，但还是有点疲惫。

再次脉诊："双寸浮洪，双关尺稍浮而稍弦。"和昨天二诊相比，数有力脉象已消失。

依"实热：洪大滑数热，指下有力实"病机判断原则，患者的数有力脉，是属于实热病机。今数有力脉消失，说明实热已得清泄。但是洪脉在，实热虽清泄而未愈。

三阳仍并重，只是阳明病稍微清退。续用原方麻黄杏仁石膏甘草汤加小柴胡汤，减石膏量，继 3 天善后。

病案回顾

上述的医案治疗中，我们遇见了"三阳合病"，通过症状辨证及脉象的辨证，病机多指向"三阳合病"。当我们反复确认"三阳合病"无误的时候，即最初，我们依据的是"三阳合病，治从少阳"，用了小柴胡汤来治疗。

但是结果事与愿违！没有像我们想象中的疗效快速，也没有想象中的只治疗一阳病而三阳病齐好的良好局面。我们大胆地破掉了"旧见"，思索着，如果三阳同病、三阳同治，能快速好。为什么不三阳同治呢？当我们把这种想法付诸实践的时候，惊讶地发现，三阳同病，必须三阳同治。

从上述医案过后，我们又遇见了好多个同样的医案，最终认为"三阳合病，治从少阳"，这条治疗法则并不绝对正确！

那三阳同病、三阳同治，有没有基础条件？我们上面说总觉得所有的案例多是三阳并重，那是不是应该改成"三阳合病，三阳并重，三阳同治"呢？

后面实践当中的大多数病案表明"三阳合病，三阳并重，三阳同治"是正确的。

但是其中有一个病例让我们发现，"三阳合病"还有另外的治疗法则，并不是所有的"三阳合病"都可以"三阳同治"，而是必须符合"三阳合病，三阳并重"原则。

那假如"三阳合病"而"三阳并不并重"，而是有轻重。这该如何？

下面的案例让我们揭开这个谜底。

案十九　三阳合病　少阳独盛　治从少阳

我们在上面的医案里面总结出来"三阳合病，三阳并重，三阳同治"的治疗原则，但对"三阳并重"这个条件还有存疑，是因为上面所总结的全部是三阳并重的情况，难于对其他个别的情况有更多深入的了解。

我们一直在思考"三阳合病"如果没有"三阳并重"的条件，是否可以"三阳同治"？难道"三阳合病，治从少阳"完全错误吗？《伤寒论》第268条（《辨少阳病脉证并治》）"三阳合病，脉浮大，上关上，但欲眠睡，目合则汗"（《桂林古本伤寒杂病论》：此上焦不通故也，宜小柴胡汤）算不算"三阳合病，治从少阳"的典范呢？

假如是，那又如何理解《伤寒论》第219条（《辨阳明病脉证并治》）"三阳合病，腹满，身重，难以转侧，口不仁，面垢，谵语遗尿；发汗则谵语，下之则额上生汗，手足逆冷；若自汗出者，白虎汤主之"，难不成这里所讲的是"三阳合病，治从阳明"？

这些问题一直在我的脑海里面挥之不去，每每有"三阳合病"的患者，我就想起这两条条文。这个问题直到遇到下面这个病案我才真正地豁然开朗。

大家一起看看是否也有同感。

笔者曾治腹痛失眠的案例。初诊时间：2016年9月12日。

患者林某，女，47岁。以《反复腹痛失眠一年》为主诉求诊。我心想，一个患者，可以腹痛又失眠一年，可见已四处求医无效，这绝对是个疑难杂症。初见患者的时候，是她女儿带着，瘦小的身影蜷缩着坐在诊所墙角，看到生人的时候紧张又痛苦拉着女儿的手，感觉整个表情都极度扭曲，还时不时双手按着肚子，并拘着身躯。难以想象这是被病魔折腾成什么样的痛苦。

终于轮到她就诊。

"一宿一宿都没睡。已经一年了。在三院吃了很多安定类的药，也仅能睡一个小时。"她女儿代诉。三院是我们这边精神病医院。连去三院都好不了的人再找我是不多的。正常情况下我们中医科接诊的精神类患者也较少，除非单纯失眠的人。她这样一说我就警惕了，难道有精神病？

"会听到别人听不到的声音吗？会对着空气讲话吗？"我同时问着她母女。

"偶尔会对着空气讲话。脾气暴躁，骂完大的，骂小的。"听她一回答，我就知晓她有幻觉，但应该没有幻听。

"会摔东西和打人吗？"

"会，而且最近很怕生人，动不动就狂躁起来。"她女儿忧郁地回答着。

"家族里，她娘家跟夫家两边的人有没有类似的精神病史？"我追问着家族史。

"在我们已知的范围内，两边都没有这样子的。"她女儿肯定地回答着，回答得很干脆。看来这些问题前面的医生都问过一遍。

女儿拉着她的双手放在诊桌上示意我把脉。

脉诊："双寸浮稍细，双关尺稍浮弦大数而有力。"

经方脉法思路分析本案

"双寸浮稍细，双关尺稍浮弦大数而有力。"

先看寸脉。

依"浮脉病在表"病位判断原则，双寸脉浮，表证未解。

依"细小血中虚"病机判断原则，浮稍细浮，表明营血亏虚。

再依"太阳病：表实表虚，实浮太阳"六经判断原则，患者表虚，为太阳表虚证。

再看关尺脉。

依"稍浮病半表"病位判断原则，双关尺稍浮脉，病在半表半里。

依"气滞弦有力"病机判断原则，脉弦而有力，表明实性气滞病机。

再依"少阳病：上热气滞，实弦少阳"六经判断原则，半表半里之实性气滞，为少阳病。

依"实热：洪大滑数热，指下有力实"病机判断原则，双关尺弦大数而有力，表明实热病机。

再依"阳明病：里实里热，实大阳明"六经判断原则，这是实热病机，为阳明病。

103

综合上述分析：本患者为太阳少阳阳明合病，为"三阳合病"。

据脉象病机与症状相对应规则，我们清楚，患者既然是太阳表虚证，必有恶风及汗出症状。既然有少阳病，除了腹痛应该有胸胁苦满和口干舌燥症状。既然有阳明病，虽然没有发热，但必然有烦躁、失眠、噩梦症状。

于是，当我把完脉后，随口把上述症状跟患者说了一遍。

患者听我描述症状后，不断地点头并热泪盈眶，激动地拉着她女儿说："对，对，对，找对医生了。"

病机分析清楚，那如何治疗呢？

根据我们之前对"三阳合病"的治疗经验："三阳合病，三阳并重，三阳同治。"本患者之太阳病为太阳表虚证，阳明病及少阳病脉象也甚是明显，看来三阳病机并没有特别明显的孰轻孰重。于是我再次坚持"三阳同治"。

如何辨方剂呢？

太阳表虚证→桂枝汤。少阳病→小柴胡汤。少阳病合病太阳表虚可以用柴胡桂枝汤。

阳明病，见到实热，明显没有腑实证。根据常用经方，白虎汤可选。患者失眠明显，分明为阳明里热上扰心神所致，可加龙骨、牡蛎咸寒潜阳、镇惊安神。

综合上面分析，拟方柴胡桂枝汤合白虎汤，可加龙骨、牡蛎，5剂。

通过我们详尽的分析，此案虽然和第十八医案同是"三阳合病，三阳并重，三阳同治"，但是用方则大有不同，医者当灵活选方，不可拘于"教条"！且可据药加减化裁，切合病机。

如此这般，自觉信心满满并告知患者："没事的，吃完药，很快就好转。"患者千恩万谢而离去。

望着患者离去的背影，我心生怜悯。假若，前面的医家能够如此详尽地分析病情，不至于一个腹痛失眠的患者缠绵一年多未愈。

二诊：2016年9月17日。

一大早，门诊刚刚开始，就看到那对母女熟悉的身影，她依然安静蜷缩在墙角，仍然时不时捂着肚子，露出痛苦的表情。女儿站在她身旁，坚定而安静的眼神关注这边的就诊号。我猜，看姑娘那个安静的表情，今天指定是好转了。

当轮到这对母女就诊的时候，我才知道我猜错了！她妈妈病情不但没有好转，而且腹痛愈发严重。

当初的自信，碎了一地。

这怎么可能呀，分析得那么详尽。

我再次细心把脉："双寸浮稍细，双关尺稍浮，甚弦大数而有力。"和一诊相比，几乎一模一样。唯独不同的是，双关弦脉较之前更加刚硬，变为甚弦之脉。

依"气滞弦有力"病机判断原则，弦而有力，表明实性气滞病机。此二诊中化为甚弦，那是实性气滞病机加重的表现！难道非但不减轻而且加重！

再依"少阳病：上热气滞，实弦少阳"六经判断原则，实性气滞加重，为少阳病加重。

我迅速在大脑里面把病机快速而又详尽过了一遍，除了少阳病实性气滞病机加重外，太阳表虚证与阳明里热证依旧。

既然病机分析无误，那就是治疗法则偏差，需要重新审视"三阳合病，三阳并重，三阳同治"的治疗法则。如果没有"三阳并重"的条件，如何治之？本患者目前主要矛盾明显倚重在少阳病，以少阳病为重，兼合太阳阳明病。那我们是不是又回过来"三阳合病，治从少阳"？

于是乎，又分析选方。少阳病气滞重者用四逆散。太阳表虚，阳明里热扰心神，可选用桂枝加龙骨牡蛎汤。为了加强少阳病治疗，先重用四逆散，并加郁金、夜交藤、香附辛散之味疏肝理气、和解少阳。如此这般则重治少阳病，而轻太阳病、阳明病。主次分明，层次分清。

三诊：2016 年 9 月 22 日。

这日门诊，又见那熟悉的母女身影。与往日不同的是，妈妈坐在门口旁边，不再倚靠于墙角，表情自然而柔顺，没了之前的铁青，腰杆明显挺直了许多。女儿则是站到旁边，与别的病友攀谈着。这一幕不同往日呀！患者应该是好转了吧！

"好了许多，好了许多，肚子不那么痛了，往日天天痛醒啊！医生。"患者眼含热泪，主动急促而激动地表达着。原来之前失眠是腹痛而醒啊。

而之前都是她女儿在代诉。听到这句话，我悬着的心终于落了下来。

病案回顾

我想，我们应该给"三阳合病"再定一个治则："三阳合病，少阳病重，治从少阳。"那这样跟之前的"三阳合病，三阳并重，三阳同治"是否冲突呢？一会儿"三阳同治"，一会儿"治从少阳"。实际上，通过这个病例，我们应该敏锐地发现"少阳病重"这个条件才是"治从少阳"。假如没有这个条件，一味地追求"治从少阳"，就像前面第十八案例一样，会出现错误。

当然了，根据这个案例，我们又思考了很多。

《伤寒论》第219条（《辨阳明病脉证并治》）："三阳合病，腹满，身重，难以转侧，口不仁，面垢，谵语遗尿。发汗则谵语，下之则额上生汗，手足逆冷。若自汗出者，白虎汤主之。"当中所讲的"三阳合病"中"腹满，身重…面垢……发汗则谵语……自汗出者"这些都属于阳明里热证比较重的表现。文中使用了白虎汤主之。"三阳合病，阳明独重，治从阳明"这样的法则在以后的临床试验中证明是对的，尊敬的同仁也可以再次试验。

《伤寒论》第268条（《辨少阳病脉证并治》）："三阳合病，脉浮大，上关上，但欲眠睡，目合则汗。"（《桂林古本伤寒杂病论》：此上焦不通故也，宜小柴胡汤）条文中"脉浮大"是表证和阳里实证的表证。

依"浮脉病在表"病位判断原则，脉浮，太阳表证未解。

依"实热：洪大滑数热，指下有力实"病机判断原则，大脉，表明实热病机。

再依"阳明病：里实里热，实大阳明"六经判断原则，这是实热病机，为阳明病。

依据上面分析，太阳表证跟阳明实热证都从脉象中表达清晰。

唯独强调"上关上"的独特脉象，很多人把这理解为关脉独盛的意思，其实不然。为了搞清楚什么是《伤寒论》所讲的"上关上"的独特脉象，自然要看到底哪里还有"上关上"的说法。我通篇查阅后发现：《金匮要略·五脏风寒积聚病脉证并治》中有："问曰：病有积…关上，积在脐旁…上关上，积在心下，微下关，积在少腹。"这里非常明确地告知后人"上关上"是指关脉的上部分，以候心下之积！

　　所以我们可以这样理解，"脉浮大，上关上"是在"上关上"的脉位上脉更浮大！也就是"上关上"的位置脉气更盛，指心中部位积而不舒，则有心下胀满之症，体现的是中焦气机积滞的严重之症。

　　依"少阳病：上热气滞，实弦少阳"六经判断原则，实性气滞，为少阳病。也就是说明本条文当中，三阳合病，以少阳病独盛。若以少阳病独盛，治从少阳，应该选小柴胡汤。这种论调在《桂林古本伤寒杂病论》中条文后有："此上焦不通故也，宜小柴胡汤。"说"此上焦不通"亦是严重气滞病机使然。此言之不同，义通也。

　　所以我们认为《伤寒论》第 268 条（《辨少阳病脉证并治》）"三阳合病"中着重向后人提示"少阳独盛""治从少阳"！

　　至此定下法则："三阳合病，少阳独盛，治从少阳。"

案二十　胸痹心痛　阳虚为本　痰饮为标

《金匮要略》特撰专篇《胸痹心痛短气病脉证治》。

师曰：夫脉当取太过不及，阳微阴弦，即胸痹而痛，所以然者，责其极虚也，今阳虚知在上焦，所以胸痹、心痛者，以其阴弦故也。

其中对于"阳微阴弦"，后世医家有各种注解，争议甚大。有人认为这是脉象的解释，有人认为是病机的解释。如《金匮要略心典》注：阳微、阳不足也。阴弦、阴太过也。阳主开，阴主闭。阳虚而阴干之。即胸痹而痛。痹者闭也。

这种解释是认为这里的阴阳指的是病机，是阳虚阴盛而致，但是同时又认为这里的阴阳还特指病位：把上焦当作阳，而下焦当作阴。

夫上焦为阳之位，而微脉为虚之甚，故曰责其极虚，以虚阳而受阴邪之击，故为心痛，平人无寒热，短气不足以息者，实也。

各种解释让后世医家难于适从。我们在临床实践当中亦迷茫了很久。直到我们发现第五层脉象的秘密后，特别是第三层、第四层脉象的含义后，才彻底解开这个谜。

笔者曾治胸痛案例。初诊时间：2018 年 10 月 19 日。

患者何某，男，52 岁，以"反复胸痛 2 年余"为主诉求诊。中老年人的胸痛大多数和冠心病有关，当然食管癌和肺癌也常见。所以患者说反复胸痛，我们就必须排查以上 3 种常见疾病。患者早已接受较为先进的检查和治疗，应该对诊断有明确的定论。

当我见到患者本人时候，才发现不足一米六的他，足足有 200 斤的体重，感觉他每走一步都异常沉重。当他爬到我二楼的诊室时，气喘吁吁。

"胸痛，气喘 2 年多了。在各个医院没查出问题来，也没治好。"他稍作休息后，简扼地诉说着病情。

"这么长时间还没查出来啊！都查了什么呢？"我有点惊讶。

"查一大堆，说没什么问题，也不给开药。"患者一边说着，一边出示所有检查报告单。

"怎么没做冠脉造影呢？还是没带来呀？"我一边查看着一边问。

"全部带来的呀，按时间顺序给您整理好的。"他一边回复着，一边回头求证他老婆。

"胸部闷，晚上会闷醒，每天发作几次。要做的都做了。"他继续补充道。言语非常平静，好像讲述着别人的故事。可能病久觉得无奈吧？或许觉得来小门诊看病也没多少期待。但不管他什么心态，我们都要认真分析、看好患者。

"为什么没做造影呢？"我觉得很奇怪呀，这不是很像冠心病吗？

"我也不懂，医生也不让插嘴。"

……

稍作休息后，我认真地把脉。

"双寸弦滑细"。

经方脉法思路分析本案

"双寸弦滑细"。

依"弦滑携痰饮"病机判断原则，双寸弦滑脉为痰饮病机。

依"细小血中虚"病机判断原则，双寸脉细为血虚病机。

再依"太阴病：里虚里寒，虚弱太阴"六经判断原则，血虚病机，属太阴病里虚证。

依"三焦对应：病在上焦应双寸，病在中焦应双关，病在下焦应双尺"判断原则，患者病双寸弦滑细，病证在上焦。

综合上面分析，患者病机似乎特别简单，为太阴病里虚夹痰饮病机。

符合上述病机又病在上焦且表现为胸痛症状的，应首选茯苓杏仁甘草汤加橘枳姜汤。

我们分析完所有的病机以及方证的时候，胸有成竹地对家属讲："你这个问题应该就是冠心病心肌缺血导致的。如果想确诊，可以再做一个冠脉造影。但是这不影响中医的辨证论治及用药，也不影响中医治疗的效果。"

"那人都回来了，就先在这边治疗吧，我联系一下老家的医生，再做一个冠脉造影。"他一边讲话一边跟旁边老婆交流着眼神，他夫人随即点点头。

于是，我处方茯苓杏仁甘草汤加橘枳姜汤5剂。

患者茫然地看着处方，面无表情，后又若有所思。或许，他很少接触到中医吧，或许他从来没见过中医处方，所以一下子没反应过来吧。或许，他难以置信简简单单的这几味药能搞定他两年的胸痛。或许……

我不再猜测，接着看下一位患者了。

二诊：2018 年 11 月 6 日。

"医生，我回来了。"那个大吨位的患者又气喘吁吁地到了我的门诊。

"怎么这么久才来呀？"我试探地问着。

"吃你那 5 天中药没什么效果，我就回老家做冠脉造影了。"他大口地喘着气，上气不接下气地回答着。

"果真是冠心病呀！左冠脉狭窄 60% 左右。"我接过他老婆手中的报告单，指着影像的部分回复着。

"……"两夫妻不断地抱怨着老家的医生及医疗制度。

虽然冠心病确诊，无疑目前的问题是前面的药方没有效果，难道我们对前面的脉诊或者分析有误？

再次详细脉诊。

当我的三指轻轻地搭在寸口脉上，循查完微观脉象并往下时，突然发觉，在搏动的脉管上另有一层未搏动的脉管，并展现如微脉。再往下按时，才是弦滑细脉。

开始我非常诧异，以为是血管的畸形。再当我反复感知时发现，这并不是血管的畸形，而是自脉管内往外透出来的脉气，这层脉气包绕在脉管的周边。

我猛然想起《灵枢·营卫生会》曰："营在脉中，卫在脉外。"这里所讲的，正如我指下所感知的。

至此，我突然明白：原来，脉管中行走着营血，而脉管外周包绕着卫气。营血为阴，卫气为阳，可谓负阴而抱阳。

原来，脉管外层是可以候人体之阳气，而脉管内层候人体之阴血。至此豁然开朗。

脉诊：轻取脉管外层：双寸软弱无力。而重取脉管内层：双寸弦滑细（与一诊无异）。

依"虚寒：细小微弱虚，迟缓弦虚寒"病机判断原则，微弱无力脉，为虚寒病机。

再依"太阴病：里虚里寒，虚弱太阴"六经判断原则，虚寒病机，亦属太阴病里虚寒证。

而双寸弦滑细与一诊无异，故仍为太阴病里虚夹痰饮病机。

如今，结合二诊脉象分析，则为太阴病里虚寒夹痰饮病机。

讨论至此，很多人就提出疑问：太阴病里虚夹痰饮病机与太阴病里虚寒夹痰饮病机，其中仅仅差一个"寒"字。这不是咬文嚼字，故弄玄虚吗？

非也！

二诊的虚寒，人体阳气的衰竭程度远远要比一诊虚证更加严重，所选经方也大有不同。太阴病里虚寒于上焦，可选薏苡附子散主之。且看条文：《金匮要略·胸痹心痛短气病脉证治》："胸痹缓急者，薏苡附子散主之。"

故而，处方：薏苡附子散、茯苓杏仁甘草汤、橘枳姜汤合方5剂。

三诊：2018 年 11 月 11 日。

患者如约而至。此次再也不是那个面无表情的人，而是满面春风。候诊时候跟诊室外的病友攀谈老家的房价与物价，讲述着自己奋斗 20 年的辛酸史。门外时不时传来唏嘘声。

"医生，这次效果很好，这 5 天来几乎没怎么痛。还是您厉害呀。"这胖子似乎由衷地感叹着。我在想，给外地人看病，他感受到当地医生的形象。若是给外国人看病，他感受的是整个中国医生的形象。顿觉责任重大呀。

病案回顾

从这个患者的身上我们发现了脉管外另有一层脉象，也进一步理解了《内经》"营在脉中，卫在脉外"的深刻含义，并在以后逐渐把脉象分为五层，把脉管外层定位为第三层，脉管壁层定为第四层，脉管内层定为第五层，并规范了把脉的层次与脉象信息含义。

当我们多次回顾这个医案的时候，想到《金匮要略·胸痹心痛短气病脉证治》第一条"师曰：夫脉当取太过不及，阳微阴弦，即胸痹而痛，所以然者，责其极虚也，今阳虚知在上焦，所以胸痹，心痛者，以其阴弦故也"，其中"夫脉当取太过不及，阳微阴弦"，"当取太过不及"应该讲的是脉诊的手法，重按轻取。而"阳微阴弦"之阴阳所代表的是浮沉，则可以理解为：轻取浮层脉象为微脉，重按沉层脉象为弦脉。

微脉与弦脉，代表胸痹的基本病机：阳虚寒与痰饮。

案二十一 冠心病痛 病辨阴阳 证分寒热

第二十案引用了《金匮要略·胸痹心痛短气病脉证治》："师曰：夫脉当取太过不及，阳微阴弦，即胸痹而痛，所以然者，责其极虚也，今阳虚知在上焦，所以胸痹，心痛者，以其阴弦故也。"所以一些医家认为胸痹心痛为后世西医之冠心病。其阳虚为本，痰饮为标，所治应该不出其左。

随着临证的深入，我们发现了部分冠心病并不完全是阳虚为根本病机，甚至有发现属于湿热证的、实热证的，病机完全跟之前认识的相反。我们一度怀疑，仲景既辟专篇以书胸痹，岂能言之不全？

当我们碰到以下病案的时候，才逐渐认识到，胸痹之病跟冠心病并不打等号。胸痹之病大多数为冠心病，也有食管炎、纵隔肿瘤等。冠心病非等同胸痹之病，亦有热证，也有瘀证，两者不可等同视之。

笔者曾治胸痛案例。初诊时间：2018 年 12 月 2 日。

患者周某，男，56 岁。以"反复胸痛 3 年余"为主诉求诊。这位周老师从厦门过来求诊。所患胸痛已有 3 年有余，历遍厦门各大医院住院治疗，病情并未缓解，反而逐月加重。当他得知，他自家妹妹亦因胸痛疾病多年未愈，在我处治疗一个多月而愈的时候，他急匆匆从厦门赶来求诊。

初见周老师，亦是壮汉一个，身材魁梧，体格彪壮。与之不相称的是，讲话却有气无力，着实让人吃惊。自称早年当人民教师，而后辞职下海经商。问及当初，老师无限感慨，当初囊中羞涩，自觉怀才不遇。后下海经商，奋力一搏，所得金银无数，所想之事皆遂心。可怜老来两鬓斑白，疾病缠身。感叹人生无常，唯命是"金"啊！

周老师的胸闷症状和前面医案所述不太一样。且听他慢慢讲来。

"胸口闷，如同一袋沙包压着，下午夜间加重。偶尔阵发刺痛，有憋气感。曾在某医院住院检查，诊断为胸 5、6、7、8 椎间盘突出症。经住院一个多月治疗未愈而出院，后面请老师正骨治疗过，亦无明显缓解。"周老师，很有条理地讲述着，不愧为曾经当老师的。

但凭着我个人经验，第一应该先排除冠心病。我要求老师出示所有的出院小结跟相关检查。

"带来了，这个是出院小结，这些是我复印整理的检查单。"看来他准备得很充分，所有的资料都很完备。

医院出院小结中的出院诊断一行确实，诊断为胸5、6、7、8椎间盘突出症。相关的心电图检查，仅仅发现ST段异常。心彩超亦示正常。唯独没有冠脉造影。除了心脏方面的检查，双肺纵隔CT扫描、电子胃镜等检查皆提示正常。全脊柱核磁共振示：胸5、6、7、8椎间盘突出。

看完所有的检查单和出院小结，所有的检查有阳性结果的，确实是胸椎间盘突出。医院的诊断是有明确依据的，在循证医学大背景下不容置疑。

"你所有的检查都很完备，唯独没有做冠脉造影。我还是觉得冠心病不能够完全排除。"

"那边主任说，冠脉造影是有创检查，你的心电图缺血不明显。发作性胸痛的症状不够典型，可以暂时不做。"看来他是做足功课才来的。

"我的意见还是要做。"我明确地讲。语气肯定，不置可否。

"好，我一定想办法做！"周老师语气也很坚定。

脉诊：双寸数大而弦紧有力。左寸稍涩。

经方脉法思路分析本案

"双寸数大而弦紧有力。左寸稍涩。"

依"实寒：弦紧大实寒，缓而有力实"病机判断原则，出现弦紧大而有力脉，应为实寒病机，且不处于浮层，可排除表证。

依"涩脉主瘀血"及"左寸应心"病机判断定位原则，出现左寸稍涩脉，为心脉瘀阻。

再依"太阴病：里虚里寒，虚弱太阴"六经判断原则，实寒病机，属于太阴病里实寒。

综合上述分析，判定为太阴病里实寒夹瘀血。根据六经常用经方，太阴病里实寒在上焦心肺者，可选用瓜蒌薤白半夏汤，而上焦瘀血轻证可选桂枝茯苓丸。

于是处瓜蒌薤白半夏汤合桂枝茯苓丸（汤）5剂，并嘱患者："可以争取做一下冠脉造影，晚上胸闷得厉害可以用一下硝酸甘油或复方丹参滴丸舌下含服，不可麻痹大意，胸闷严重不缓解要送医院的胸痛中心救治！"

二诊：2018 年 12 月 12 日。

这种胸痛和冠心病的患者没有很大的特殊性。繁重的门诊工作早把他忘了。直到今天，熟悉的身影再次步入诊室，我才回想起来，他好像没有按时复诊。

"大夫，吃了那 5 天药没什么效果，但是我真的去做冠脉造影了，还真的是冠心病！您把脉真神！"患者那由衷佩服的口气同时竖起大拇指，说着一边出示冠脉造影报告。

我对冠脉造影的结果并不意外，我意外的是这次吃药怎么会没效果呢。难道我们在辨证的细节当中，哪边出差错了？再次，详细脉诊。

"双寸稍浮数大而弦紧有力。左寸洪大而稍涩。"脉诊结果与一诊相比：左寸脉，明显较之前有力而洪大。双寸即在稍浮层。

依"稍浮病半表"病位判断定位原则，出现稍浮脉，病在半表半里。

依"气滞弦有力"病机判断原则，出现弦紧有力脉，属实性气滞病机。

再依"少阳病：上热气滞，实弦少阳"六经判断原则，实性气滞病机，属于少阳病。

依"实热：洪大滑数热，指下有力实"病机判断定位原则，出现左寸洪大有力脉，说明患者蕴藏着实热病机。

再依"阳明病：里实里热，实大阳明"六经判断原则，实热病机，属于阳明病实热证。

但一诊当中，依据我们的诊断口诀，判断是太阴里寒夹瘀，而如今，又有阳明实热，寒热截然不同。其中是否有矛盾呢？或者有一方是错误的呢？

而冠心病的胸闷痛，如同《伤寒论》里面所讲的胸痹，其胸痹当中并无热证。如此一推理，内心瞬间动摇。

我们再次推理原文《金匮要略·胸痹心痛短气病脉证治》："师曰：夫脉当取太过不及，阳微阴弦，即胸痹而痛，所以然者，责其极虚也，今阳虚知在上焦，所以胸痹，心痛者，以其阴弦故也。"其中条文"胸痹而痛"着重强调症状以疼痛为主。古人以竹简刻字成书，着实不易，故而惜字如金。但是用词严谨，从无废话。我们认定以疼痛为主症的才是阳虚里寒证。假若不是以疼痛为主，不一定可以胸痹来诊断。

讨论至此，我们坚定地认为本患者是冠心病，但不等同于胸痹，我们应该跳出条文，以病机为中心进行治疗。

故而判断：少阳阳明太阴合病夹瘀。因脉中"双寸稍浮数大而弦紧有力，左寸洪大而稍涩"，明显少阳阳明病脉象比重更胜一筹。太阴寒仅有"弦紧"脉出现。于是，我们在治疗上以少阳阳明病为主，兼顾太阴。少阳阳明合病可选大柴胡汤。太阴病上焦瘀血可以选瓜蒌薤白半夏汤。而轻度瘀血选桂枝茯苓丸。三方可合用。

拟方：大柴胡汤加瓜蒌薤白半夏汤加桂枝茯苓丸（汤）5剂。

三诊：2018年12月17日。

"疗效杠杠的。"周老师一进门诊就竖起大拇指赞叹道。"这周胸闷明显缓解！感觉终于能松一口气了。"他继续补充道。

我也松了一口气！

病案回顾

我们回顾这个患者治疗过程。一诊当中脉诊："双寸数大而弦紧有力。左寸稍涩。"显然患者已经出现"数脉"。依"实热：洪大滑数热，指下有力实"病机判断原则，患者出现数脉，就可能有实热病机存在，只是所占比例较小，展现不明显。

但我们为什么忽略这个小的脉素呢？很大的可能是受条文"师曰：夫脉当取太过不及，阳微阴弦，即胸痹而痛"的影响。认为胸痹之病机主要为"阳微阴弦"，这种固有的认知影响了判断。

直到二诊过后，我们才幡然醒悟，原来胸痹不等于冠心病，冠心病可以是实热病机。

在后续的冠心病患者当中，我们发现很多病患出现少阳阳明合病。大柴胡汤加桂枝茯苓丸成为冠心病治疗当中的高频方和高效方。当然，冠心病仍然出现虚寒病证及痰湿病证。瓜蒌薤白半夏汤、枳实薤白桂枝汤也是高频方。

我们可以把冠心病分成两大类：阴寒病与阳热病。

阴（寒）病：

太阴病：薏苡附子散，茯苓杏仁甘草汤，橘枳姜汤，瓜蒌薤白半夏汤，枳实薤白桂枝汤，桂枝茯苓丸。

阳（热）病：

阳明病：大柴胡汤。少阳病：小柴胡汤。太阳病：葛根汤。

有关上述两阴阳分类，大家比较好理解。眼尖的医家一下子发现阳热病当中竟然有葛根汤证。用葛根汤来治疗冠心病是超出很多人的想象的。以下的病例刷新大家的三观。

案二十二　大病可小治　久病有表证

我们在前面几个病例讲了冠心病，这是在临床非常常见的一个疾病，也是中医治疗疗效非常好的一个病种。在浩如烟海的病案当中，我们发现冠心病竟然也有表证。

这种久病、内伤性疾病跟表证是否能直接挂钩，一直让我们很疑惑，但是临床实践毋庸置疑。在此，我们把相关的病案奉献给大家，弥补了这个空缺。

笔者曾治胸痛案例。初诊时间：2019 年 12 月 15 日。

患者王某，男，57 岁。以"反复胸痛 6 年余"为主诉求诊。这位患者多个家属是医药工作者。其中几个是三甲医院的西医医生，素来对中医不太相信。这次能来我们这边门诊，也是他一个侄女反复劝导而来的。我也是摒弃了六不治原则（包括不信者不治）硬着头皮接下。

"反复发作性胸痛 6 年多了。平时胸闷。平均一两天发作一次比较严重的胸痛，伴呼吸困难，怕冷，恶心。每次发作五六分钟，吃硝酸甘油或者丹参滴丸后缓解。没有口干，睡眠良好。血压、血糖正常！"听着患者汇报病情，犹如当初在医院听着住院医师汇报病情一样专业，仿佛站在面前的并不是一个患者，而是下级医生在汇报病情。此情此景，让你感受到满满的压迫感。平常这样的患者是最难看诊的，要么本来就是专业人士，要么已经久病成医。但不管怎样，来都来了，还是要认真看诊的。

"有做什么相关检查吗？"我不再问病情，直接问检查。

"这些都是！"患者把准备好的资料往桌上一摆，满满的不屑。

"明确是冠状动脉粥样硬化性疾病。"我拿着其中的冠脉造影，强调着。

"这都知道，支架做不了，吃药又好不了，你们中医有办法吗？会好吗？"言语当中既有不屑，又充满挑衅的味道！

"首先你要信任，然后不是一时半会就好！"我语调提高，同时看向他侄女！

"主任，当然相信您啦，怎么可能对您还不放心。"他家小侄女堆满笑容的脸上，对我挤着眼，似乎在暗示，似乎在表达歉意，似乎在让我多包容！

"我先给你开5天药，你先吃，这次没好，下次接着过来，不要着急，冰冻三尺非一日之寒，你这病久了！"我缓和的口气对着患者讲！

"对对对，吃一两个月，别着急，哪能一下子就好！"他家小侄女再次笑着对我挤眼，并回头对着她叔提高音调肯定地讲！

"好好好，听我们家小姑娘的！"患者慈爱的眼神对着侄女俯首配合着。

我则认真地把脉，不再言语。

脉诊："左寸浮涩，左寸浮长弦紧有力。"

经方脉法思路分析本案

"左寸浮涩，左寸浮长弦紧有力。"

依"浮脉病在表"病位判断原则，患者出现左寸浮应病在表，表证未解。

依"涩脉主瘀血"病机判断原则，患者出现左寸浮涩，说明瘀血阻滞。

依"实寒：弦紧大实寒，缓而有力实"病机判断原则，患者出现右寸弦紧有力，说明实寒病机。

再依"太阳病：表实表虚，实浮太阳"六经判断原则，患者出现表实寒证，为太阳病表实证。

综合上述分析，患者为太阳表实证夹瘀。依六经用方原则，太阳表实证可选葛根汤。而表证夹瘀可选桂枝茯苓丸。两方可合用。

这样分析似乎无懈可击。但是回头一想，冠心病从来没见过有表证呀，而且是表实证。本患者体形消瘦，瘦骨嶙峋，手腕上虽然不能形容为皮包骨，但也无三两肉。会不会是太过消瘦而脉搏相对表浅而误判为浮脉（表证）呢？

考虑这些后我又不淡定了。那如果去除了表证的浮脉因素，那实寒证应该是什么呢？依"太阴病：里虚里寒，虚弱太阴"六经判断原则，患者出现实寒证，为太阴病里实寒证。也就是说实寒病机是没错的，如果不是表实寒证，那就是里实寒证，不属于太阳，则为太阴。

实寒证病机虽然一致，但一表一里用药则有不同。太阴病里实寒证于上焦病者，首选瓜蒌薤白半夏汤。瘀血病机不变，仍可选桂枝茯苓丸。两方合用。

拟方瓜蒌薤白半夏汤加桂枝茯苓丸（汤）5 剂。

"先吃 5 天吧，5 天过后再来复诊！"我对上述的分析非常自信，而且觉得 5 天后必好！但是讲话还是需要留有余地的。

"好的。5 天后我再带叔来。"侄女赶紧抢着回话。

二诊：2019 年 12 月 20 日。

"这中医能有什么用呀。大医院那么多医生都看不好……要相信科学。""你急什么，几年的病，哪能一天去看好，把医生当神仙呀，你干嘛不说那些大医院的医生没给你看好，净说中医。"一大早，门外候诊厅就看见他叔侄两人熟悉的身影。叔侄两人小声地拌着嘴。我知道，他这个小侄女读的是中药学，内心无非是拥护中医的。当然，这么维护我，我的内心也是感激的。

"医生，好像没那么闷了，可能有一点点效果吧。"在外面虽然吵架，但进来就诊，他还是礼貌性地带着笑容说着病情。看来也是很客气呀。

"主任，我叔他效果不明显，您再详细给把个脉。"侄女客观地对我说着，同时看向她叔，她叔叔嘻嘻地笑着。

"没有好转，有加重吗？"我问诊，同时看向他叔侄！

"那没有，那没有。是老样子。"患者急促认真地回答着，好像做错事的孩子。

"别急啊，会好的，但没那么快。"

再次认真脉诊："左寸浮涩，左寸浮长弦紧有力。"脉象和一诊相比，毫无改变。

这既在预料之中，又在预料之外。在预料之中的是，病情既然没有改善，脉象也难有改变。预料之外的是，患者真的是妥妥的"浮脉"呀！！

依"浮脉病在表"病位判断原则，患者出现左寸浮应病在表，表证未解，为太阳病。

怎么办？

心中陷入了两难！

如果坚持脉诊的正确性，不再考虑胖瘦因素，那我们就坚持浮脉代表太阳表实证。

如果我们再考虑什么胖瘦因素，那前面一诊断为太阴里实寒证，怎么会没效果呢？

难道冠心病有太阳表实证？6年的疾病表证未解？

一个又一个的问题冲击着脑海。我艰难抉择着。

最终以脉诊为主导，统御四诊，占据了上风。我终于下定决心，判定为太阳表实证夹瘀，终于回过头来用葛根汤加桂枝茯苓丸。

拟方葛根汤加桂枝茯苓丸（汤）5剂。

患者取了药，礼貌地打了招呼走出门诊。

"这个主任看病挺严谨的，还问我有没有加重呀，其他医生才不会呢。"门诊外，隐约传来他们叔侄的对答声。

"你觉得人家一天百八十号的患者都傻呀？人家效果都很好，才来排队的。"他侄女不忘帮我吹炫一番。

"那是，那是。看来这主任是真有功夫的。"听她叔口气，病没好转，好像心里服了。

三诊：2019年12月25日。

患者如约而至：

"主任，我服气了。这次是真有大效果了。看来老祖宗传下的中医不容小觑。"那么多西医看不好，如果中医能看好，真的关乎中医名声了。看来我们还肩负着宣扬中医的伟大责任。

病案回顾

在以往的认识里，冠心病这一种久病、重病，多为内伤性疾病，和外感似乎扯不上关系。平常中医临床上看着大多数也是里证。在经验思维的惯性下，很少会想起冠心病可能出现表实证。而当我们见识到冠心病表实证后，才发现冠心病表实证并非少见。

本案例，在一诊时候受经验思维惯性的影响，一度否认表实证的存在，并且从患者羸瘦体质因素怀疑"浮脉"信息的正确性。这是经验不足和对自己脉诊的信心度不足的表现。

当你从冠心病的病案中发现冠心病有太阳表实证时，才同时发现很多心脏病都可能出现太阳表实证，甚至有较多的太阳表虚证。特别是在心律失常病例中多见。

　　以下是我们临床中见到的另外的太阳病表虚证的心律失常案。或许大家看完本案例后，能够加深对心脏病中太阳病的认识。

案二十三　伤寒表证　可至重疾　解表良方
可愈沉疴

《伤寒论·辨太阳病脉证并治（中）》

发汗过多，其人叉手自冒心，心下悸，欲得按者，桂枝甘草汤主之。

桂枝四两（去皮），甘草二两（炙）。

上二味，以水三升，煮取一升，去滓，顿服。

《伤寒论·辨太阳病脉证并治（上）》

太阳病，头痛发热，汗出恶风，桂枝汤主之。

桂枝三两（去皮），芍药三两，甘草二两（炙），生姜三两（切），大枣十二枚（擘）。

熟读伤寒者，对上面两条文应该烂熟于心。有多少人对上面两条文深入对比呢。从条文的症状看，第13条有"头痛发热，汗出恶风"的太阳表虚证，用桂枝汤乃经典之作，并不难理解。

而桂枝甘草汤和桂枝汤在药方的组合对比上，就比桂枝汤少了芍药三两，生姜三两（切），大枣十二枚（擘），只是重用桂枝至四两。比桂枝汤多了一两。其中有什么奥妙吗？

就是如此简单的药品，竟然能治疗"心下悸"病证。从现代的角度去从症状上推理，"心下悸"病证既包含心脏神经症，也包含心律失常。难道桂枝甘草汤可以治疗心律失常？

虽然我们在研读条文的时候是这样推理的，但是在临床的实践当中很难相信就这两味药能治疗心律失常。直到我们碰到下面病例以后才豁然开朗，并对上述条文进行深思！

笔者曾治心悸案例。初诊时间：2020年6月7日。

患者黄某，女，32岁。以"反复心悸2月余"为主诉求诊。患者说因家庭琐事夫妻吵架后一直心悸不安。每到下午或者夜晚，心里就蹦蹦跳，如同做贼一般。在当地县医院就诊。检查了多次的心电图，发作有阵发性心动过速。吃了一个多月的倍他乐克，不见好转，反而有加重趋向。经朋友介绍，前往我处就诊。

"我跟我老公吵架，激烈吵两天，就一直心悸心慌。已经两个多月了。"她幽怨地诉说着。

"之前不会吗？吵架还能吵成这样子啊，情绪非常激动吗？"我如同吃瓜群众式地问着。

"对，很剧烈，很狂躁。"她语气加重，心潮起伏，脸色涨红，明显又激动起来了。

"家里的东西都摔了，能摔的都摔。"陪同的朋友补充道。

我突然间觉得问话有点偏，别人可当吃瓜群众，我不能，赶紧言归正传。

"现在每天都心悸吗？有没有伴随什么症状？头晕？恶心？怕冷？出汗？腹痛？等等。"专业化问诊。

"会，会的。每个下午傍晚都会心悸一阵，好像偷人家东西一样，又不是我错。心脏难受时会晕。一阵十几分钟，过后汗出，然后浑身没力气！"患者用带情绪的节奏在讲述。

从采集到的症状分析看，有头晕、疲惫乏力、汗出等症，明显有虚证的表现。但是为了更加地接近病机真相，我们还需要把脉。

脉诊：双寸浮细而无力，关沉细无力。

经方脉法思路分析本案

"双寸浮细而无力，关沉细无力。"

依"浮脉病在表"病位判断原则，出现左寸浮，应病在表，表证未解。

依"细小血中虚"病机判断原则，出现双寸浮细而无力，说明血虚病机，在表则为营卫亏虚病机。

再依"太阳病：表实表虚，实浮太阳"六经判断原则，出现表实虚证，为太阳病表虚证。

依"沉脉病入里"及"三焦对应：病在上焦应双寸，病在中焦应双关，病在下焦应双尺"病位判断原则，出现关沉细，说明病属中焦里病。

依"细小血中虚"病机判断原则，细脉为血虚病机。

依"虚软无力气"病机判断原则，无力脉为气虚病机。

再依"太阴病：里虚里寒，虚弱太阴"六经判断原则，患者出现里虚证，为太阴病里病气血两虚证。

综合上述分析，患者为太阳太阴合病，太阳表虚证合太阴里病气血两虚证。依六经用方原则，可选炙甘草汤。但炙甘草汤证是合于阳明病证，而本案无阳明病证，可斟酌去火麻仁苦寒泻下之物则可。

于是拟方炙甘草汤去火麻仁 5 剂。

并告知患者：心病严重，还需平复情绪方可痊愈。

"怎么可能平复？你们说得简单！"一下子，火就上来了，情绪又激动了。

"我是站在你身体健康的角度思考问题，你可要爱惜自己哦！"我赶忙补充道！讲话可小心了，目前看她就像个火药桶，一点就着。

"对对对，我要爱惜自己，我不能拿别人错误惩罚我自己！"听她语气，好像缓和一点了！

二诊：2020 年 6 月 12 日。

高压的门诊量让我们无暇顾及周边。但门外高声嘈杂的谈论声让我不得不抬起头来看了一眼。又是那一对，依然脸红耳赤地义愤填膺，想起不顺眼的事就声音抬高八度！旁边的女人一个个情绪激昂，你一声我一声地应和着帮腔。旁边的男人噤若寒蝉。

"请黄某到诊室就诊。"随着呼叫机的响起，门外声讨应声而止。随之走进来的就是那一对。

"医生，没什么效果，还是心跳得厉害！你赶紧帮我想想办法，会不会死呀？"患者急促地说着。言语当中无不透着担忧！"怎么这么难治啊？都两三个月了！"又补充了一句。

"加重了吗？感觉心悸很明显吗？"

"心悸加重倒是没有！但是汗出加重了不少！就是每次心悸发作后，都汗出很多！"她加强了语气，重点诉说！

"医生，他们又吵得厉害……"朋友在一边帮腔道，她则回头白了她一眼，然后话音戛然而止。

"你情绪要平复。"我劝说着。

"……"一阵沉默。患者好像陷入沉思！

"把心态放好。再坚持吃中药，很快就好。"

脉诊："双寸浮细而无力。"与一诊相比，"关沉细无力"脉象消失。

依"细小血中虚"及"虚软无力气"病机判断原则。细脉为血虚病机，无力脉为气虚病机。今细无力脉皆平，说明气血亏虚病机已愈。

再依"太阴病：里虚里寒，虚弱太阴"六经判断原则，气血亏虚病机已愈，则太阴病愈。

既然跟一诊相比，太阴病愈，而"双寸浮细而无力"脉象不变，则太阳表虚证未愈。

既然太阳表虚证未愈，目前又有心悸症状明显，症状上出现汗出加重，也佐证了表虚证加重的含义。让我不得不想起下面的条文：

《伤寒论·辨太阳病脉证并治（中）》

发汗过多，其人叉手自冒心，心下悸，欲得按者，桂枝甘草汤主之。

桂枝四两（去皮），甘草二两（炙）。

上二味，以水三升，煮取一升，去滓，顿服。

难道我们可以用桂枝甘草汤？但是我们之前已经用炙甘草汤无效，炙甘草汤里面就包含了桂枝甘草汤药味。假如今用桂枝甘草汤有效，当初用炙甘草汤应该有效才对！

又思之：虽然炙甘草汤也用于心悸症状，炙甘草汤证有太阳太阴阳明合病，但毕竟以太阴病为主，太阳病次之，阳明病更次之。而如今太阴病不再，病情主要矛盾为太阳表虚证。而桂枝甘草可以专事太阳表虚证，何乐而不为之？

于是，坚定信心，用桂枝甘草汤。

拟方：桂枝 60g，炙甘草 30g。5 剂。

"医生，这么简单的药怎么可能会好？这两个药上次不是也吃过？"当患者接到药单的时候，就高声质疑！

"药方剂量结构都不一样，这是不传之秘！你尽管吃就好了。"我口气异常肯定地跟她讲！她不再回话。

三诊：2020 年 6 月 17 日。

"主任，疗效很好。这 5 天基本上不再发作。"安静的门诊中，一个熟悉的声音响起。我抬头看了她，还是和朋友一起来，心情大好，充满柔和笑容的脸一扫往日的阴霾与愤怒。看着我盯着她的脸，她又用大拇指点赞！

我环扫一眼门外的候诊厅，每个人都安静地低头刷着自己手机，今天的门诊外是祥和的、安静的。

病案回顾

当我们在复盘这个病案的时候，最纠结的是，一诊当中，我们用了炙

125

甘草汤，整个处方成分是包含着桂枝甘草汤的，但是，为什么对心悸无效果呢？

虽然在二诊当中，患者太阴病脉已经明显恢复，甚至不甚明显。从脉诊的表现来讲，也充分表明一诊是富有疗效的，只是患者心悸没有明显好转，她的主诉没有得到明显缓解。患者口中的满意度就不那么高。在后续的补充问诊当中我们也了解到，一诊治疗后，虽然心悸没有明显好转，但疲倦乏力有明显好转。这也符合太阴病好转的症状规则。

但患者的主诉问题，是患者要解决的主要问题，也是我们医生急需解决的主要问题。主诉问题不解决，满意度就不高。毕竟这患者的心悸不解决，她就不开心。

如何解决心悸症状呢？这个症状又是怎样的病机导致的？当然后续的二诊当中，我们已然把问题搞清楚了。

这里边的病机跟症状的联系：太阴病→疲惫乏力，太阳病→心悸汗出。当我们把太阴病治愈后，她相应的是疲惫乏力症状消退。而太阳表虚证的存在，让心悸汗出的症状依旧没有缓解。

而炙甘草汤虽然对治太阳太阴阳明合病，但太阴病是最主要的。整个处方的比重也是以温补太阴亏虚为主，对于太阳病功效处于次要兼职地位。处方有其主攻方向。

当我们调整了以桂枝甘草汤为主的太阳病治疗方向时，处方纯净而无夹杂。虽然药简，但量大而力宏。着其要点，突击一处，而获疗效卓越。

从我们一诊与二诊来理解，方剂是有主方向的。炙甘草汤主方向于太阴病，而桂枝甘草汤主方向于太阳病。二者职责不同。

二诊中单纯用桂枝甘草汤而获宏效，也告诉我一个道理，"包饺子"的治疗方法并不可靠。各个击破，反而力专而效宏。

如何理解这个条文呢？

《伤寒论·辨太阳病脉证并治（中）》：发汗过多，其人叉手自冒心，心下悸，欲得按者，桂枝甘草汤主之。

条文"发汗过多，"提示目前明显的表虚证，患者仍然有大量的出汗症状。"心下悸"的症状发作时"欲得按者"也说明是虚证，这种仍然是表虚，并没有脱离太阳病范畴。

案二十四 阳明里实热 腑实尺沉大

阳明病在《伤寒论》里面占有很大篇幅，其中治疗阳明病的经方自然也占了大量。在冯世纶老师的《经方六经类方证》中，阳明病类方又分太阳阳明合病、少阳阳明合病及正阳阳明病三大类方。我们在多年的临床实践当中也非常认可老师的类分法。

但因为阳明病类方较多，区分应用仍然有很大的困难。如何快速高效地辨阳明病方证成为临床上一个难题。怎样在临床上找到特征的抓手呢？这成为我们临床研究的一个主要任务。

特别是阳明腑实证在临床当中，出现各种症状，万千纷扰，常常难于分辨。

我们引用教材腑实概念：阳明腑实证是指由于邪热和阳明糟粕相结，导致胃肠积滞不通，形成的一种病理状态。腑实的症状包括高热（日晡潮热）、脐腹胀满硬痛、便秘或大便干燥秘结、小便量少、色黄以及可能出现神昏谵语等症状。这个腑实概念和《伤寒论》里面所讲阳明腑实概念基本相似。临床上出现"脐腹胀满硬痛、便秘或大便干燥秘结"症状，基本属于诊断阳明腑实的依据。

但事实如此吗？让我们看看以下案例。

笔者曾治一湿疹案例。初诊时间：2020 年 7 月 8 日。

患者万某，女，30 岁，以"持续面部手掌上多发湿疹 10 年余"为主诉求诊。患者刚一走进诊室，旁边的小姐姐竟然迅速闪了一下。我抬头一看，患者脸上长着一大片湿疹，如同黑膏药贴着，一看确实有点吓人。当她在诊桌前落座的时候，我才发现她的双手背也是长满大片湿疹。看着她的五官，棱角分明，长得十分清秀。可惜了，脸上长满了这么多湿疹。

"主任，我这脸跟手上长湿疹是已经十多年了。没有一个医生看好，逐年加重，会痒还会脱皮，每个医院都诊断为湿疹，但为什么就治不好呢？"患者快速而清晰地讲述着病情，表情轻松而自然，并没有表现出非常焦虑和非常痛苦的表情。按理说一个 30 来岁的年轻姑娘脸上手上长了这么一大片，非常影响美观，她应该非常焦虑和痛苦。看来是病的时间久了，她就从心里接受了，还是心理特别强大呀。

"平时涂很多含激素药膏吗？"我望着粗糙而增厚的皮损问着她。

"只有含激素药膏能暂时压一点点。不然，痒起来也特别难受。"她无奈地回答着。

"会便秘吗？口干、口苦烦躁吗？"

"都不会。每天都有上厕所。大便看起来是正常的。中医都问这些，为什么呢？有相关吗？"她在回答问题的时候，疑惑地反问着。看来，中医常识的普及任重而道远。

"你现在先都别涂药膏，我开中药给你吃，观察一下。大多数人，一两个星期能压下来。"

"嗯，我听您的。我一个同事在您这边，跟我差不多的情况，您给治好了。我是她介绍过来的。"她表情特别轻松而信任。

"是的，我们这边不做广告，只做疗效，都是别人介绍的。"我自信满满地回复着。当一个好中医大夫，要用疗效说话。

脉诊：双关稍浮弦而滑数有力，双尺沉大有力而涩。

经方脉法思路分析本案

"双关稍浮弦而滑数有力，双尺沉大有力而涩。"

依"稍浮病半表"病位判断原则，患者出现双关稍浮，应病在半表半里。

依"气滞弦有力"病机判断原则，患者出现弦而有力，说明实性气滞病机。

再依"少阳病：上热气滞，实弦少阳"六经判断原则，患者出现实性气滞病机，为少阳病。

依"实热：洪大滑数热，指下有力实"病机判断原则，患者出现滑数有力脉，为实热病机。

依"沉脉病入里"病位判断原则，患者出现双尺沉大有力，应病在里，为里实热证。

再依"阳明病：里实里热，实大阳明"六经判断原则，患者出现里实热病机，为阳明病。

依"涩脉主瘀血"病机判断原则，患者出现双尺沉大有力而涩脉，说明瘀血病机存在。

综合上述分析判断，患者为少阳阳明合病夹瘀。少阳阳明合病没有腑实病机，而病证偏于上焦的，可选小柴胡汤，而阳明病处于上焦实热的可选用白虎汤。

但瘀血病机占次要矛盾，又处于尺脉下焦，而本病情症状表现在脸、手的上焦部分，关系应该不是特别大，可加牡丹皮一味，苦而辛寒，苦寒泄热，辛可走窜，既清阳明实热又可辛窜行而活血。另加刺蒺藜、地肤子止痒之品以治标。

拟方小柴胡汤合白虎汤加牡丹皮、刺蒺藜、地肤子，5剂。

二诊：2020年7月13日。

这日清晨，患者如约而至。还是张清秀而长满湿疹的脸，还是那样子平静特别轻松的表情。一看手上跟脸上的皮疹，并不用患者述说，我们心中有数，一点都没有进展。

"主任，看起来好像差不多，可能有点没那么痒吧。"患者勉强地向有效的方面靠拢来讲述病情。作为多年的高资历医生，自然能够听出弦外之音，就是没效！这种说法只是患者在给医生留面子而已。但作为医生，应该心知肚明而实事求是！

不应该呀。这种湿疹患者我们以前见过多少例，疗效都不错呀。

"会痒得很厉害吗？会便秘吗？口干吗，小腹胀吗？"

"不会便秘，大便每天一次，很正常，小腹也不胀。也不会口干，正常喝水了。晚上偶尔比较痒。"患者再次否认与腑实相关的症状。

脉诊："双关稍浮弦滑有力，双尺沉大有力而涩。"与一诊相比，脉象相似，而数脉缓解。

依"实热：洪大滑数热，指下有力实"病机判断原则，患者出现滑大有力脉，仍然为实热病机。而数脉缓解，说明实热有所削弱。

从脉象上看，上面小柴胡汤加白虎汤是富有成效的。因为实热脉象有所消减。但是皮疹的症状并无缓解，从患者的角度来看症状是没有改变的。如实分析起来，大方向并没有错。那我们继续用原来的处方吗？原来的处方能继续产生更好的疗效吗？有没有更佳选方？

我们带着上述的问题继续思考。

假如我们用原来的处方，虽然从脉象上看，阳明里热有所缓解，但是缓解的速度是慢的。缓慢的速度很难有满意的疗效，有更改处方的必要。

那我们选什么处方呢？

从目前看大方向的判断仍然是一样的：少阳阳明合病夹瘀。

少阳阳明合病？如果有腑实证的话，有大柴胡汤，有小柴胡加芒硝汤可选。但本患者并没有腑实的症状，大量的泻下药会引起明显的腹泻症状，患者如果原来的症状没有好转，又徒增腹泻，必然会怨声载道。

在举棋不定之时，忽然想到患者有"双尺沉大有力而涩"脉象特征。

如果单纯从脉象的角度来分析，依"实热：洪大滑数热，指下有力实"的病机判断原则，及"三焦对应：病在上焦应双寸，病在中焦应双关，病在下焦应双尺"病位判断原则，双尺独大，说明下焦实热独盛。

既然下焦实热独盛，亦可从泻下法让邪热从大便泻出而解，此和腑实证之泻下法不谋而合。

既然暗合腑实证之泻下法，那少阳阳明合病便可选用大柴胡汤，而阳明夹瘀可另选桃核承气汤，再加上止痒之品。

如此一分析，柳暗花明又一村！

拟方大柴胡汤合桃核承气汤加地肤子、白鲜皮，5剂。

三诊：2020年7月18日。

"主任，这次好很多了，您看我的脸！"患者激动的眼神流露出孩童般的笑容。

"嗯，看起来漂亮多了！"我望着她脸上的湿疹，看起来整个皮损好转很多。

"有拉肚子吗？"我继续追问着！

"还好，每天就两次，不成形，特别舒服！"患者再次流露出孩童般的笑容。

脉诊："双关稍浮弦滑，双尺沉稍大而涩。"与一诊相比，脉象相似，而有力脉缓解。而双尺大脉较之前缓解而成"稍大"脉。

依"实热：洪大滑数热，指下有力实"病机判断原则，患者出现稍大脉，仍然有实热病机。而之前的有力脉缓解，说明里实热进一步被削弱。

效不更方，守方继进5剂。

四诊：2020年7月23日。

"主任，您太牛了，从来没有医生不开激素，能出这样的效果！看来我有希望了！"声音高亢而颤抖，特别激动的神情。

病案回顾

我们回顾患者一诊跟二诊中，患者脉象一直有"双尺沉大有力而涩"脉象。依"实热：洪大滑数热，指下有力实"的病机判断原则，及"三焦对应：病在上焦应双寸，病在中焦应双关，病在下焦应双尺"病位判断原则，双尺独大，说明下焦实热独盛。但是因为没有出现腑实相应的腹满便秘症状，我们一直没有考虑到使用腑实相应的经方。从最后的结果来看，应该以脉象为准来判断下焦的湿热。

阳明腑实证作为阳明病的一个特殊病机，能不能有相对特殊的脉象来对应诊断？从我们二诊和三诊的治疗结果来看，患者都出现"双尺沉大有力"的特征性脉象，便从中归纳出脉诊口诀"腑实尺沉大"。

"腑实尺沉大"作为阳明腑实证里特征性脉诊口诀，不受有没有出现便秘，有没有出现腹满等阳明腑实症状限制。只要出现"腑实尺沉大"就可以诊断为阳明腑实证，可以用相应的经方。从临床上观察，出现明确"腑实尺沉大"脉象而使用含泻下成分经方者，并不会出现严重的腹泻，相反很多人出现便后舒爽的感觉。

案二十五　痰饮病善变　弦滑携痰饮

"湿聚为水，积水成饮，饮凝成痰"，一般认为比较稠且浑浊的称为痰，而清且稀薄的称为饮，统称为痰饮。痰饮作为中医学最重要的病机之一，临床上症状多变而诊断困难。

痰饮作为有形之邪，可以阻滞人体气机气血的运行而出现多种相应症状。痰饮阻于肺部就会出现咳嗽痰多、气喘胸闷不适；阻于胃腑出现呕吐、恶心；阻于心脏会出现心悸、烦躁不安、心神不宁；阻于头部则出现头晕、神志不清等症；阻于胆腑出现口苦、口舌干燥；阻于周身经络就会引起中风、全身僵硬、麻木、四肢动作不畅。痰饮的症状繁杂而多，这也给临床的诊断带来非常大的困难。

要怎么样才能够精准地诊断痰饮病机呢？这是摆在中医临床的一大要务。那临床上有没有非常精确的诊断指标来判定痰饮病机呢？通过以下病案我们终于豁然开朗。

笔者曾治一咳喘案例。初诊时间：2020 年 4 月 9 日。

患者林某，女，59 岁。以"反复发作咳喘 10 年余"为主诉求诊。患者由女儿带来就诊，刚一走进诊室，就听她咳嗽不断。再听她女儿代诉已经咳嗽 10 年余，我一下子惊讶了。很难相信一个人能够这样咳嗽 10 年余。但她女儿说，她每天都这样咳，几乎没什么间断。当然是十几年来，治疗之路也是充满坎坷。以她的原话来讲，所有大医院的名医都看过了。

"我妈妈就这样咳，几乎每天不间断！都十年了，谁看都不好。"患者女儿代诉着。讲到 10 年，还特别加重语气，生怕别人不相信。

"咳这么久呀。每天都咳这么厉害吗？有做什么检查吗？"我简明扼要地问诊着，连我都觉得有点不可思议。

"她是阵发性的，但每一阵咳起来就这么厉害。在省立医院住院全面检查过了，确诊是间质性肺炎。但是他们没什么办法，开的药只能止咳一两天，停药马上咳。"患者女儿继续补充讲述病情。表情充满无奈。

"肺部 CT 做了无数遍。肺功能什么的，该做的都做。各种药，都吃几箩筐了。"患者女儿继续补充。

我心中想着，既然已经明确间质性肺炎了，大多用的是西药及激素，目前就看中医的功夫了。不想患者又来一句：

"中医大夫也看了不少，药喝得快吐了，也找过几个名医，依旧不顶用。"从患者及家属所讲，感觉所有的方法都用完了，走投无路了。

我翻看了前医用药，有止嗽散、定喘汤、小青龙汤、三拗汤、补中益气汤、肾气丸、蛤蚧丸、防风通圣汤……看完以后我也有点惊呆了，好像所有的方都用过。

让人有一种感觉就是对这个患者药石无效，百药不灵。看来今天碰到的是真正的疑难杂症了。

无论如何，从脉诊入手。

脉诊：双寸浮弦滑而缓，左关浮弦滑，右寸弦长。

经方脉法思路分析本案

"双寸浮弦滑而缓，左关浮弦滑，右寸弦长。"

依"浮脉病在表"病位判断原则，患者出现双寸双关浮脉，应病在表。

依"寒：寒性收引，寒性下沉，寒饮冰冷，寒凝迟缓"病性判断原则，患者出现浮缓脉，说明有表寒证，无明显表实寒证，浮缓脉则为表虚证。

再依"太阳病：表实表虚，实浮太阳"六经判断原则，患者出现表虚证，为太阳病表虚证。

依"气滞弦有力"病机判断原则，患者出现弦长脉，说明有气滞病机。

再依"少阳病：上热气滞，实弦少阳"六经判断原则，患者出现气滞病机，为少阳病。

综合上述分析判断，本案例为太阳少阳合病，则太阳表虚证合少阳病，符合上述病机可用柴胡桂枝汤。柴胡桂枝汤由小柴胡汤加桂枝汤合方而成，我联想到小柴胡汤在《伤寒论》中的用法。

"小柴胡汤……上七味，以水一斗二升，煮取六升……若咳者，去人参、大枣、生姜，加五味子半升，干姜二两。"

于是拟方柴胡桂枝汤加五味子、干姜，5剂。

开完药方，我继续思索。

虽然前医有用过解表方，也用了止咳化痰方，大多数医生并没有从六经辨证的角度来分析病情，更少有医生可以平脉辨证。而我们刚刚好可以从六经角度来窥视患者的病机所在。而所有之方中，柴胡桂枝汤前医亦未用过，或许大多医生也想不到这个咳嗽会用到柴胡桂枝汤吧！且我们通透地理解了柴胡桂枝汤的组合方意，并巧妙借用小柴胡汤证条文对咳嗽证经典的加减法。

思索至此，自觉辨证巧妙无比，用方巧夺天工。断然可一剂而见效，短期起沉疴！

于是信心满满地对家属说："回去好好吃药，很快会好，不必紧张。"

"好的，好的，他们都说您是神医。我看您把脉就跟别人不一样。这下有救了！"患者家属兴奋地回应着。

二诊：2020 年 4 月 14 日。

这日清晨，诊室门外候诊厅传来阵阵咳嗽声，声声震耳！我抬头望去，刚好与患者四目相对。此时，患者咳嗽声愈发加重。仿佛就大声地控诉着"无效""加重"等字眼。我低下了头。之前的"豪言"依然在耳边回响，信心仿佛碎了一地！

"大夫，您认真给我把把脉，我觉得您把脉那是有真功夫的。"患者喘着气，有气无力地说着。

"嗯……"我不再回答。医生最好的回答就是疗效，没有疗效，所有的回复都是苍白的。

脉诊："双寸浮弦滑而缓，左关浮弦滑，右寸弦长。"与一诊脉象对比，脉象如出一辙，并无明显差异。只是滑脉特征较一诊更加明显。

我细细地用经方脉法思路再捋一遍，仿佛没有找到其中差错。

突然我回想起滑脉，之前滑脉要素不明显，以浮弦为主要特征，而如今滑脉特征愈发明显，可能就是最主要病机之一。

滑脉有什么病机含义呢？让我们回顾一下。

滑脉主痰饮、食积、实热等，又主妊娠。

滑脉是因体内阳气有余，邪热壅盛，热迫血行而脉管壁滑利度增高。痰饮见于食积且因体内津液水液过剩有余，充斥于脉管内，脉内血液因津多而血行滑利。妊娠者因阳气偏盛，阳气推动血行而成滑脉。

对应于本患者，已 59 岁，妊娠显然不可能。实热，因脉缓属寒可以排除。余下只有痰饮、食积两个病机了。本患者以咳嗽为主诉，痰饮病机更贴切。

再分析弦脉。

弦脉病机：主气滞、痰饮、寒邪、疼痛、疟疾、肝胆病，主少阳病。

所谓疼痛、疟疾、肝胆病，一眼除之，与本案搭不上关系。最刺眼的是弦脉也有痰饮病机一说，和上述滑脉痰饮病机如出一辙。

两种脉象指向同一病机，我恍然大悟。

原来"双寸浮弦滑而缓，左关浮弦滑"之弦滑结合，主要展现的就是痰饮病机。

那分析起来就简单多了。

依"浮脉病在表"病位判断原则，及"太阳病：表实表虚，实浮太阳"六经判断原则，本病属于太阳病表证。

依"三焦对应：病在上焦应双寸，病在中焦应双关，病在下焦应双尺"及"左关脾胃，右肝胆"三部对应原则，患者出现左关浮弦滑脉象。左关为脾胃为太阴脉区，则病及太阴。而痰饮为阴寒之物，亦属太阴病范畴。

而"弦滑"脉属痰饮病机，综合起来就是太阳太阴合病夹痰饮。

若单纯考虑太阳太阴合病夹痰饮，可选用苓桂术甘汤。

既是痰饮为患，那是否用苓甘五味姜辛汤呢？但考虑到苓甘五味姜辛汤专事太阴寒饮，无关乎表证，不涉及太阳病，其左关脉应沉，而不现浮脉。而本案脉浮，若合用则可，单用不行。

思考再三，我决定合用。于是拟方苓桂术甘汤合苓甘五味姜辛汤 5 剂。并嘱患者少吃甜品油腻之物，多喝水，有利于少生痰，多排痰。

患者取药后，默默离去。

三诊：2020 年 4 月 19 日。

"大夫，有好转，明显好转！" 5 天之后，患者如约而至，今天看她明显精神多了，没了往日咳嗽而沮丧的表情。看来病情是好转了。

脉诊：双寸浮弦滑，左关弦滑。与二诊相比，缓脉消退，左关浮脉消退。弦滑依旧。

依"寒：寒性收引，寒性下沉。寒饮冰冷，寒凝迟缓"病性判断原则，及"浮脉病在表"病位判断原则，患者缓脉消退，左关浮脉消退，说明表寒证明显缓解。

"弦滑"脉属痰饮病机，如今弦滑依旧，说明痰饮病机仍然为当下主要矛盾。

于二诊守方加僵蚕、蜈蚣，皆味咸辛，辛味散行，咸味软坚，则可化顽痰而散气积水。

拟方苓桂术甘汤合苓甘五味姜辛汤加僵蚕、蜈蚣5剂。

患者取药后，热情回头打招呼后才离去。

四诊：2020年4月24日。

"大夫，已经不咳了，还要来看吗？"满心欢喜的表情，胜利的喜悦！

脉诊：双寸稍弦，左关稍弦无力。与三诊相比，浮脉消退，滑脉消退。明显不同的是左关稍无力。

依"虚：虚性不足，虚性软陷，虚性沉衰，虚弱无力"病性判断原则，患者左关无力，属虚。

再依"太阴病：里虚里寒，虚弱太阴"六经判断原则，为太阴病之里虚。

"弦滑"脉属痰饮病机，如今消退，说明痰饮病机明显好转，而太阴病之里虚加重，标实也除，本虚展现，如今重在补虚。

调整处方，侧重温补太阴之亏虚。

拟原方苓桂术甘汤合苓甘五味姜辛汤加僵蚕、蜈蚣，重用白术加苍术、陈皮。5剂。

白术甘温，温补太阴之虚寒。苍术性燥，运化湿邪，陈皮辛温而燥，健脾而化湿。合用而收功。

患者经近一个月调治，后经双肺CT扫描复查：与2020年3月7日片子对比，间质性肺炎范围已明显减少。10年咳喘竟愈于无形。

病案回顾

本案例在初诊时，患者已出现弦滑而缓的脉象。但由于我们对弦脉兼滑脉意义认识不足，把弦脉独立分析，得出少阳病的结论。之后疗效不佳，及时转换方向。认识到弦滑兼合脉象是"痰饮"病机的独特性脉象。转而用燥湿化饮之剂，而取佳效。

三诊之时，考虑病情好转，而"弦滑"脉仍然明显，明显药已中病机，但痰饮太盛。受朱良春国医大师虫药理论影响，而选用僵蚕、蜈蚣之虫药，走窜之品，以化顽痰。

四诊之时，取得显著疗效，再次验证三诊治疗方向的正确性，也验证了"弦滑"脉属"痰饮"病机的正确性。

为了能快速诊断"痰饮"病机，我们特意规范一个诊断口诀"弦滑携痰饮"。

案二十六 弦滑携痰饮 软濡黏水湿

前面案例讲了"痰饮"病机，并归纳了诊断口诀"弦滑携痰饮"。但"湿聚为水，积水成饮，饮凝成痰"，比较稠且浑浊者为痰，而清且稀薄者为饮，统称为痰饮，而更为稀薄者为水湿。水湿作为与痰饮同类而不同形式的病机，在临床上常有不同的症状表现及治疗方剂。因而，水湿的临床诊断亦显得同等重要。

湿主要是指机体水液代谢障碍，包括水谷精微不能正常转化所形成的病理产物，是继发性病因之一。这种病理产物一经形成，又作为新的致病因素作用于机体，导致脏腑功能失调而引起各种复杂的病理变化。水湿虽然都是人体水液代谢失常的产物，但四者同源异流，在性状、致病特点、临床表现等方面又有所区别。

我们引用教材常用水湿概念。

"水"质清稀为液态，流动性大，以水肿、少尿为主症。水为有形之邪，水液输布失常而常泛溢肌肤，可表现为水肿；水液停聚腹腔，而成腹水，可见腹部膨隆、叩之音浊。

"湿"为水之气化蒸发之态，无明显形质可见，弥漫性大，阻碍气血运行，影响脏腑气机；以肢体闷重酸困、头重如裹等为主要表现。如脾虚湿盛，可表现腹胀、大便溏泄、身重等。湿久易郁而化热，可致湿热蕴脾证、肠道湿热证、膀胱湿热证、肝胆湿热证等。

湿邪在表：以发热恶寒，身重，骨节剧烈疼痛为特征。

湿停于里：以小便不利，大便反快为特征，还可见黄疸、痹痛、带下等。

从以上水湿病机及临床症状来看，水湿具有致病广泛、变化多端的特征。这也给临床诊断带来困难。

如何才能够精准地诊断水湿病机呢？这又是摆在我们面前的一大任务。我们如何从非常精确的诊断指标来判定水饮病机呢？相信大家读以下病案就可以非常明朗。

笔者曾治一痛风案例。初诊时间：2020年5月1日。

患者曾某，男，48岁。以"反复发作双足红肿疼痛10年余"为主诉求诊。

自从医院辞职以后，我在节假日经常加班。在个体中医诊所的日子是辛苦的，没有疗效的中医是没有出路的。这个五一节也注定是一个非常忙碌的五一。

只见患者拄着双拐，脚上缠着纱布，一瘸一拐地走进诊室，看他每走一步都非常吃力，表情充满了痛苦。护士赶紧扶着椅子让他落座，并协助帮忙取号。他回首对护士挤出笑容并点头道谢，看来是一位很有素养的绅士。

终于轮到他的号。他艰难地挪动着脚步来到诊桌前落座。近距离一看，才发现他满头大汗。再看，身材臃肿而大腹便便。脚本来就痛，体重超重，行走确实困难。

"主任，痛风呀，10年了，吃一点海鲜就发作。你看，我的脚肿成什么样。走一步都是钻心的痛。睡了还痛醒，今天已经吃了两次双氯芬酸钠，还没办法止痛。"他痛苦的表情，快速、逻辑、详细地讲述着病情。

"痛风，疼痛级别评级九级。当然痛了，接近骨折跟生娃。"我回答道。

"哎哟，真的像骨折了一样，痛不欲生呀。"他本身就肥胖的脸，因疼痛的表情，五官揪成一团，更加难看了。

"对、对，痛不欲生。就是像产妇要生未生的那种疼痛。你这个大男人体会了一回女人生孩子的艰辛。"我不忘调侃了一句。

"是啊。你们都不知道我们女人生孩子有多辛苦。"旁边候诊的女生迫不及待地插了一句话。患者回头对她苦笑着，旁边的女子却嬉笑着！

"最近的尿酸多少呀？"我不能再开玩笑了，言归正传地问着。

"平时700μmol/L到900μmol/L。昨天尿酸890μmol/L。"患者言简意赅。玩笑适度！大家都进入正题了。

"除了双脚踝、手上、膝盖上，其他地方有肿痛吗？脚上肿痛的地方有破溃吗？"

"其他地方也有痛，膝关节偶尔也痛。从片子看怀疑有痛风石。但是没有破溃过。"患者回答越来越专业。且一边拿着片子跟血尿酸检查报告单。

"没有生化全套报告单吗？不知是否为肾功能损伤？"我问道。

"有、有、有，我没带过来，肌酐、尿素氮正常。"可谓久病成医呀，回答都很专业！

脉诊：双关、双尺洪大濡而数。

经方脉法思路分析本案

"双关、双尺洪大濡而数。"

依"实热：洪大滑数热，指下有力实"病机判断原则，患者出现双关双尺洪大濡而数脉，病机属实热。

再依"阳明病：里实里热，实大阳明"六经判断原则，患者出现实热证，为阳明病实热证。

从脉象辨证上看，似乎没有其他纷杂的病机。阳明病依六经常用方剂筛选。阳明病未见腑实病机而病在气分可选白虎汤。依冯世纶老师治疗痛风经验加威灵仙、秦艽以降尿酸。

于是拟方白虎汤加威灵仙、秦艽，5剂。

开完处方后，我又静心思索：十几年的痛风难道就是个白虎汤证。从六经病机分析起来特别简单而不繁杂，会这么简单吗？我们有没有遗漏什么？

于是，又不安地前后捋了一遍思路。终究确认没有破绽后，签字处方单，交予药房。

嘱患者大量喝水，帮助尿酸排出！

二诊：2020年5月6日。

"主任，每天依然要吃两片双氯芬酸钠，才能勉强度日。实在太痛了！"患者表情痛苦而严肃，显然是对治疗效果不是很满意。他看着放在旁边的拐杖，又无奈地苦笑着。

我不再说话。对没有效果的患者，再多的语言也是苍白的。

脉诊：双关、双尺洪大濡软。与一诊相比，数脉消失，而陡增濡软脉象。

依"实热：洪大滑数热，指下有力实"病机判断原则，患者出现数脉，病机属实热。今数脉消失，说明实热得以部分清泄！但洪大脉依旧，说明阳明病实热病机依旧。

而濡脉何解？

《濒湖脉学》："濡脉极软而浮细，如帛在水中，轻手相得，按之无有，如水上浮沤。"《四言举要》："浮小为濡，绵浮水面。"绵是帛丝织品的总称，形容其柔软的脉管壁特征。言其脉壁张力下降而缺少正常张力；从上面综合而得知，濡脉本意属浮、细、无力复合脉。

但临床上，濡脉有取其象用法，则取"如帛在水中"意。只要符合这种绵细又柔软的特征，就属于濡脉。本案例脉象并不细小，取濡脉之象。

那濡脉何意？

濡脉《濒湖脉学》主病诗"汗雨夜来蒸入骨，血山崩倒湿侵脾"一句，道尽濡脉主湿邪壅阻的病机含义。

本患者脉象濡软，说明湿邪壅阻。

综合上述分析，本患者为阳明病夹水湿。据六经常用经方筛选，阳明病夹水湿可选猪苓汤。于是拟方猪苓汤5剂，并嘱患者多喝水，少盐食。

三诊：2020年5月11日。

这日清晨，一个熟悉的身影轻快地走到诊室。我抬头一看，才发现是5天前拄着拐杖的痛风患者，今日一改往日狼狈之象，行走轻松而自如，满脸得意笑容。

"主任，神医呀！你看我今天，不用拐杖了！"他兴奋地张开双臂，向众人展示，姿势如同要往上飞翔！5天前跟他一起同诊的患者看他如换一人，也纷纷表现出惊讶的眼神，个个惊呼疗效太好了，纷纷点赞！

脉诊：双关、双尺大而稍濡软。与二诊相比，洪脉消失，而濡软脉好转。

濡软脉为水湿之象，如今好转，说明水湿得清利。

依"实热：洪大滑数热，指下有力实"病机判断原则，患者三诊洪脉消失，说明实热得以进一步清泄！

病机依然，但一切向好！

拟方：猪苓汤加威灵仙、秦艽、车前子5剂。

威灵仙、秦艽为冯世纶老师治疗痛风经验加药。我放到今天才加，是要考验三诊的诊断是否正确。纯正的经方有利于验证病机判断的准确性。而加车前子纯属增加利水化湿之功！

"这5天吃完，去查个血，仍然需要多喝水，不能吃高嘌呤的食物。"我下着医嘱。

"一定，一定！哪敢多吃啊，一定听主任的！"他无限信服地点头称是！

四诊：2020 年 5 月 16 日。

候诊厅外哼着民谣小曲，一段又一段，优雅而沁人心扉。抬头一看，原来是那位痛风的胖患者。他闭着双眼，自我陶醉地哼着小曲，仿佛沉浸在桃源之外的世界！满脸的满足与陶醉，遮掩了本来不太好看的五官。

"主任：您——看。"他特意拉长了每一句话，让你感觉声音瞬间肉麻死了，然后递来尿酸的化验单。我接手瞬间，都觉得浑身起鸡皮疙瘩。

尿酸：466μmol/L。

这就是胜利的宣言书！

病案回顾

通常我们认为：湿邪在表：以发热恶寒，身重，骨节剧烈疼痛为特征；湿停于里：以小便不利，大便反快为特征，还可见黄疸、痹痛、带下等。本案例也出现关节剧烈疼痛，但从六经八纲的辨证却不见表证。所以大家遵从六经八纲辨证原则，不必拘于临床症状的束缚。

从接诊之初"洪大濡而数脉"，虽然依据"实热：洪大滑数热，指下有力实"病机判断原则，已经有明显的实热之症。但我们忽略了濡脉的存在。记得当初，我们天然认为，即使濡脉为湿盛之脉，但有"洪大数脉"等大量的实热脉象，即使有湿盛，也处于次要的微不足道的地位。

然而，我们错打了算盘。一点点的水湿，足以让实热无处可清，无路可泻！水湿乃人体之津液代谢失常而致，水道必然拥堵而不畅！现如今，水液利化之道不畅。而人体实热依靠"利""下"之法，从大小便二途径而清泻。今水湿壅盛，利下之小便水道不畅，实热亦壅盛于体内。湿与热缠，湿热胶着，病从何解？

二、三诊之时，我们重新重视"濡软"脉象。看到湿热胶着、狼狈为奸之丑象，从利小便而清湿热入手。小便得利，实热得清，湿热分化而解。

为了能让水湿的诊断更加快捷而明确，我们拟了诊断口诀："软濡黏水湿。"只要碰到软濡之脉，人体内必然水湿壅盛！

我们结合上面的痰饮病机诊断口诀，把两者连在一起，补充而成："弦滑携痰饮，软濡黏水湿。"

希望点滴的临床经验能让大家，少走弯路，提高临床疗效！

案二十七 气虚人疲惫 虚软无力气

何谓气虚？气虚常见症状：乏力无力、气短懒言、心悸失眠、头晕耳鸣、面色㿠白、食欲不振、腹胀便溏、月经不调等。气虚又从脏腑辨证的角度，可分为脾气虚、肺气虚、肾气虚等不同类型。脾气虚可以表现为腹胀便溏、食欲不振、乏力无力等；肺气虚表现为气短懒言、声音低沉、易感冒等；肾气虚主要表现为腰膝酸软、性功能下降、头晕耳鸣等。

从以上概述看气虚的症状较为复杂，那如何去诊断判定为气虚呢？这是每一个临床中医医生亟须攻克的一大难题。

有没有一个比较客观的指标能够快速准确地判定气虚病机呢？答案是肯定的。我们绕开纷繁的气虚症状，以脉诊的形式来确定气虚病机。

细品以下病案，将为大家揭开其中迷雾。

笔者曾治一乏力嗜睡案例。初诊时间：2021 年 6 月 8 日。

患者黄某，女，28 岁。以"持续乏力嗜睡 1 年余"为主诉求诊。2019 年底，疫情席卷全球。当初国内的疫情政策保护了大多数的人，但仍然有部分人不幸被感染了。当初的毒性可能较强，感染后的人留下了非常多的"后遗症"。

患者黄某自称是最早被感染的一批，在医院被各种折腾，用她自己的话说是"死去活来"，有濒死的那种感觉，最终活过来了。回想之时仍有劫后余生感。或许后面大家都感染了新冠后，很难想象当初的那批人的经历吧！

当呼号机响起她的名字时。只见她瘦弱的身材，拖着疲惫不堪的脚步，有气无力地走进诊室。她坐在诊椅上的姿势似乎是整个人软塌在诊椅上。

"主任，自从感染后，人就变了一个样，人不人鬼不鬼的。"有气无力的声音极其微弱，听着都困难。讲话时她一直耷拉着脑袋。

"你平常，一整天都这么疲惫吗？能睡觉吗？"看起来整个人非常虚弱，让我不禁怀疑她整天都是这种状态。

"是的，所以我才说人不人鬼不鬼的。"她艰难地加强语气，肯定地说道，好像每挤一句话都特别辛苦。

"一年多来，做过哪些检查呀。"

"该查的都查了，住院查了一大堆。"示意着一起过来的先生把一大袋子检查资料递给我看。

"大脑核磁共振，脊髓核磁共振，脑脊液也都查呀！"

"是的，说是怀疑什么格林巴利综合征，脑炎什么的。你看，也排查过渐冻人症，都不是，说没有原因，找中医，找三院心理科，一说我就来气。"患者明显有点激动。因为这边的三院是精神病专科医院。人家怀疑她精神病了。

"别急，重大疾病排查是有好处的。至少我们现在比较明确，不但没有那些罕见病，也没有低钾！"我赶紧专业化地安慰她。稍许，她情绪略有平静。

"三院真去了，说是抑郁症。你说无缘无故病了一年多，不抑郁才怪！"

"有吃抗抑郁药吗？效果怎么样？"

"吃了，走投无路，能不吃吗？加重了。更加乏力嗜睡。"

脉诊：双寸短、浮缓而无力。左关沉无力。

经方脉法思路分析本案

"双寸短、浮缓而无力。左关沉无力。"

先看双寸脉。

依"浮脉病在表"病位判断原则，患者出现双寸浮脉，说明表证未解。

依"虚：虚性不足，虚性软陷，虚性沉衰，虚弱无力"病性判断原则，患者出现缓而无力脉，属虚性脉象。综合浮缓而无力脉，则为表虚证。

再看关脉。

依"沉脉病入里"病位判断原则，患者出现左关沉脉，说明病在里。

依"虚：虚性不足，虚性软陷，虚性沉衰，虚弱无力"病性判断原则，患者出现左关沉无力脉，属里虚病机。

再依"太阴病：里虚里寒，虚弱太阴"及"太阳病：表实表虚，实浮太阳"六经判断原则，患者出现表虚证，为太阳表虚证。患者出现里虚病机，则为太阴里虚病机。

综合上面所述，判定患者为太阳太阴合病。太阳表虚证合太阴里虚证。

依据六经常用经方，符合上述诊断的，可以选用黄芪建中汤，为小建中汤加黄芪一两半而成。黄芪一两半，主要针对太阴气虚而设，本医案当中，脉无力，甚合病机。再者，患者以乏力嗜睡为主诉，也符合太阴气虚的这种症状。当然了，我们可以进一步问一下有没有更详尽的症状可以支撑这一诊断。

"从脉象来看，气虚比较明显，平常除了有气无力乏力以外，会不会盗汗或者自汗明显？"

"动一下就心悸，自觉心跳得飞快，走一走就出汗，晚上偶尔也会出汗，貌似会出一些汗吧！"患者努力地回想着，努力地回答着。

"那平常会容易感冒或者拉肚子吗？"

"感冒了，那还了得！天天戴口罩的，N95啊！"患者好像是被惊吓一样。

于是拟方黄芪建中汤5剂。其中黄芪一两半，我用12g。小剂量图之。

二诊：2021年6月13日。

"主任，再给我详细把把脉吧，好像有点效果。"那种声音听起来好像要断气了一般。你一听就知道没有什么效果，只是有一些患者不好当面驳回说没效，但作为医生的我应有自知之明。你看她仍然就像要软瘫在那个诊桌上一般，和5天前并无两样。

脉诊："双寸短、浮缓而无力。左关沉无力。"与一诊相比，脉象如出一辙，毫无变化。从脉象的有力无力来衡量的话，是比之前有力了那么一点点。

我大脑高速转着，再次前后捋一下思路。发现一诊的诊断思路并没有差错。但疗效依然不显，何故？

患者以有气无力、疲惫乏力为主诉。嗜睡只是疲惫乏力的结果而已，重点是整个体力的下降。她有汗出，没有怕冷，诊断为太阴气虚没错。她的脉象不管是寸部还是关部，都体现无力脉，也符合虚的特征，也没错。既然没错，那如何用方？

太阳表虚桂枝汤，太阴里虚，偏气虚，加黄芪。现成的方就是黄芪建中汤，似乎一点都没错！天呐！这错在哪里呢？

再回过头来看，如果我们看整个脉象的最主要特征，应该是无力脉吧！那应该太阴气虚才是最主要的矛盾。是否补气之黄芪量不足？从别的方面无从解释。

于是拟原方黄芪建中汤 5 剂。其中黄芪 60g。

并告知患者："病有一段时间，冰冻三尺非一日之寒，近两年的病 5 天难以见效，不要着急，而且太虚，虚不受补，慢慢来！"

"嗯，好的，我明白了。"语气当中好像信任度下降，或者泄气的感觉，眼神中一点光也没有。

"别泄气。会好的，需要时间。"

"我明白，谢谢主任鼓励。"患者非常礼貌地回着话。

三诊：2021 年 6 月 18 日。

一个女子轻盈地走了进来，我一下子没认出来。迟疑片刻，我很是惊讶。这是 5 天前的那个女子，今天不但画了眉，还涂了口红。神态气色如换一人。

"主任，好多了，你看我，人都不一样了！"没等我开口说话，那女子高兴地说着，胜利的神态胜过无数言语！

"是的，我看你今天不但精神许多，也漂亮许多，还化了妆呢！"我也高兴地跟她调侃。

"女人化妆是需要心情的，更需要身体状况，那个时候还有什么心情化妆啊？"她撅着嘴说道。是的，我们那个小护士啊，要是感冒连口红都不涂！虽然化妆的脸没办法望诊，但是看到精致的脸妆，也知道精神状况！

脉诊："双寸短、浮而稍无力。左关稍无力。"与二诊相比，无力脉象得到了明显改善。

依"虚：虚性不足，虚性软陷，虚性沉衰，虚弱无力"病性判断原则，患者出现无力脉改善，说明太阴气虚病机得到明显的修复。

重补太阴方向不错，于二诊原方加西洋参 9g，继进 5 剂。

四诊：2021 年 6 月 23 日。

"主任，我看您忙一天了，都没喝口水。"体贴又甜美的声音在耳边响起。对，还是前 5 天的那个女孩。看她，化了精致的妆，特别活跃！

"你今天打扮那么漂亮，去找对象耶！"

"你怎么知道？难道好中医还能算命？"她惊讶而俏皮地挤着眼说道！

"我今天带个朋友，等一下你也帮她把把脉，她去帮我看对象，参谋参谋！"果真是要相亲。这随便一猜，还真准！

"对了，我还要不要来复诊呀？"她又接了一句话。这患者好了就不想吃药了，中药确实难吃。

脉诊："双寸浮而稍无力。"与三诊相比，无力脉象得到更明显的改善，寸短脉亦消失。

依"虚：虚性不足，虚性软陷，虚性沉衰，虚弱无力"病性判断原则，患者寸短脉亦消失，上虚已经恢复，无力脉进一步好转，也展现虚脉恢复。一切向好，怪不得都想要找对象了。人首先就得身体好，才能想到精神以外的东西，真是亘古不变的真理啊！

三诊原方继进 8 剂善后。

"这个药吃过后，好了，就不用来了，相亲有戏，结婚记得分我喜糖啊！"疗效好的患者，她心情好，可以跟她多说两句。要是疗效不好的人呢，半句都嫌多！

"一定一定，主任，到时候还请你喝喜酒呢，您要赏脸来啊！"旁边一片笑声！诊室气氛活跃而温馨！

病案回顾

回顾这个案例，从一诊到四诊，整个方向是没有错的，但是一开始没效果，主要是重点没把握好，固守经方原方的思路，没有突破加减的想法。这种想法让我们把黄芪建中汤的黄芪小量加上而已。虽然方向正确，但疗效不凸显。后面我们总结：对于这种药性温和，没有毒性的药，初次就可大量使用。

从二诊的无力脉象中，我们看到太阴气虚的重点以后，大量使用黄芪。患者也获得相应较好的疗效。

三诊当中加大黄芪用量，应对太阴气虚的温补量，另选西洋参进行大补元气。虽然仲景方中没有西洋参一说，但是，作为当今常用滋补药，我们可以放手用，而提高药效！

那这样的案例给我们怎样的教训呢？

第一，使用经方，不能教条，可以根据病机侧重，而从剂量到方药大幅度加减！

第二，无力脉象是太阴气虚最特征性的脉象，可以根据这个脉象特征直接判断为气虚病机。

为了能让气虚诊断高效而快速而精准，我们特意编了气虚的脉诊口诀："气虚：虚软无力气。"大家以后碰到这样的特征脉象，就能马上判断气虚病机诊断，不再走弯路！

案二十八　头晕心动悸　细小血中虚

何谓血虚？是指人体内血液不足，不能充分濡养脏腑、经络、形体，亦不能维持人体正常的精神活动，多因先天体质差、久病、思虑过度、脾胃虚弱、失血过多所致。

血具有濡养和滋润功能，血虚相应濡养和滋润功能下降，出现头晕眼花、面色㿠白或黄而无光泽、毛发干枯、肌肤干燥、肢体或肢端麻木等症状；血不能维持人体精神活动时，会出现精神衰退、健忘、失眠多梦、烦躁等症状。

弃繁就简，血虚症状，头晕眼花、毛发干枯、肌肤干燥、失眠、多梦、烦躁等最为多见，但是气虚也会出现头晕眼花等症状，头晕眼花又是血虚的主要症状。两者如何鉴别呢？在临床上有时候会混淆。

那如何才能精准地诊断血虚病机呢？也许看过下面的病例，你就明白了！

笔者曾治一头晕心悸案例。初诊时间：2019 年 10 月 7 日。

患者吴某，女，29 岁，以"持续头晕心悸 1 年余"为主诉求诊。这天正好是农历的九月初九，也就是传统的重阳节。但她是星期一来的，周一患者比较多，我一般是没有假的。这个患者一进来就说："大夫，你没放假呀？你的名片上不是节假日放假吗？"

"今天是什么节假日？今天是周一呀，我一般都上班呀。"

"今天是重阳节，你不是节假日放假吗？"我查了一下手机日历，真的是九月初九呀？天天上班，天天上班，这一天天的，日子都不知道过成什么样。但心想，重阳节也不是我放假呀，我还没有达到要重阳节放假的年龄呀！这不对！

"重阳节又不是我年轻人的节日，干嘛我放假？你干嘛不放假？"我笑着问了回去。

"你看我这个样子，真的要放重阳节的假了！浑身上下都不自在。"她开始唉声叹气。

"你怎么了？不是有心情开玩笑吗？"

"哪有心情啊，我是看您名片上说，节假日放假，怕来了找不着您。昨天周日，我知道您肯定没上班。这晕的，好不容易赶上周一，又怕您放假！"患者说着。

"是的，周日是雷打不动放假，其他假日看安排，像这种重阳节呢，六一儿童节啊，怎么可能轮到我呢？"旁边候诊的患者也笑了起来。诊室瞬间没有那么严肃。医生这职业，真的是一天都用很严肃的表情、严肃的语言跟人家讲话，一天下来自己都变严肃了，都不善于有笑容，不善于开玩笑了。

"晕，每天像喝醉酒一样，晕得厉害，稍微走两步又心跳得厉害，检查又说没什么大问题。这不，昨天有人介绍，我今天马上赶来！"患者开始言归正传，诉说着病情！

"耳鸣吗？感觉房间会转吗？恶心吗？阵发性的，还是每天都这样子啊？"我一连串发问。

"一天早晚都晕。晕得厉害，没胃口，一点点恶心。吃了倍他司汀、氟桂利嗪。也去医院打了点滴，也做了脑CT。既说没有问题，又好不了。"她讲完又叹了一口气。

"血常规、血糖这些查了吗？"

"血红蛋白110g/L，血糖空腹6.7mmol/L，血钾3.5mmol/L。"患者熟练地回答着一连串专业问题、真的久病可以成良医呀！

"那是轻度贫血，血糖、血钾还好。"我回复道。

"您看，这是医院的检查。"她从随身包里面拿出一大沓报告单，恭敬地双手递了过来。

"我看了一下，除了轻度贫血，脑CT、颈椎核磁共振、生化检查、甲状腺功能等都有排查，没什么大问题。"我一边翻看检查单，一边记录一边讲。

"您这老中医还看得懂这些化验单呀，有些中医根本不看，我觉得他们可能看不懂。"她带着复杂的表情嘟囔着几句话。

"这些检查跟中医的辨证论治一般是没有关系的，只是有些病需要明确诊断，重大疾病需要排查！"我耐心地解释着。

"是的，我知道，中医讲究阴阳气血、寒热虚实。"她勉强提起精神说道。

"你还研究中医啊。"

"病久了，不得自己研究研究吗？"

脉诊：寸沉涩而小，关尺沉细。

经方脉法思路分析本案

"寸沉涩而小，关尺沉细。"

依"沉脉病入里"病位判断原则，患者出现六脉沉，说明病在里。

依"涩脉主瘀血"病机判断原则，患者出现沉涩脉，属瘀血病机。

而细脉何解？

《诊宗三昧》载："往来如发，而指下显然。"只言脉管径宽度细于正常一倍的单因素，可以不附加其他条件，即为细脉。指下两边脉管感觉清晰，没有散脉因素，反而向脉管中心稍微紧缩。

《脉语》说"小脉（细脉）形减于常脉一倍"，许跃远老师把"细"界定在 1.5 毫米以内（不是绝对值）。

那细脉有什么病机含义呢？

《濒湖脉学》主病诗曰："细脉萦萦血气衰，诸虚劳损七情乖。"这里讲的细脉主要是指血气的衰弱及诸虚劳损，诸虚劳损主要原因也是血气亏衰，所以血气衰是主要的。

小脉何解？

小脉象是脉细如线，应指明显。《脉理求真》说"小则三部皆小，而指下显然。凡微细短弱，皆属小类。不似微脉之微弱依稀，细脉之微细如发，弱脉之软弱不前，（按之乃得）短脉之首尾不及也"（张璐），这里指出了小脉与其他脉的鉴别：比细脉细小，比微脉粗。从脉管径自粗到细对比，为平脉→细脉→小脉→微脉，将小脉界定在比 1.5 毫米（细脉）更小的范围。

那小脉的病机含义呢？

很显然，血不足则脉管充盈不足，所以脉管呈现细小。小脉是血虚的严重状态。

根据经典以及临床分析，我们很明确，患者病位在里，为血虚病机。

依"太阴病：里虚里寒，虚弱太阴"六经判断原则，患者出现里证，为血虚病机，为太阴里血虚证。

综合上述判断，本患者为太阴病夹瘀，则是太阴里血虚夹瘀病机。

符合上述病机诊断，可以选当归芍药散，也可以选甘麦大枣汤。从症状上来看，甘麦大枣汤证多有心烦失眠等症状。本患者可以入睡，暂且先选用当归芍药散。

于是拟方当归芍药散 6 剂，并嘱患者多休息少运动。

"这些药我吃过呀，不就当归、白芍、川芎，四物汤吗？"患者接过药单非常疑惑地问道。

"这不是四物汤，这是当归芍药散。外行看热闹呀！"我专业地解释着！

"哦，我不懂，乱问的。"改口真快！

二诊：2019 年 10 月 12 日。

"主任，有好转。没那么晕了，但刚才爬楼梯上来都仍然心跳得厉害。"5 天前的患者如约而至，从气色看好像精神了许多。

看来药已中病，守方即可。想想，有没有更高效的方法？

脉诊：寸沉涩而细，关尺沉细。与一诊相比，寸脉之小脉消失，而脉依旧在沉位。

依上述分析，细小脉属血虚病机。如今小脉消失，说明血虚病机得到改善。从患者的症状来看，也得到改善。既然头晕好转，心悸明显，可选甘麦大枣汤合用，其有安神之作用，再加丹参一味，功同四物，以温补太阴之血虚。

拟方：当归芍药散合甘麦大枣汤加丹参，5 剂。仍嘱患者多休息。

三诊：2019 年 10 月 17 日。

"主任，全好了，我昨天都跟家人说要去上班了！"患者喜形于色！并且给我介绍了两位患者过来。不在医院上班了，失去医院平台，多依靠疗效跟口碑！

脉诊：寸脉细，关尺稍细。与二诊相比，沉脉消失，而细脉依旧，但较之前恢复了，说明血虚的病机进一步恢复。予二诊原方当归芍药散合甘麦大枣汤加丹参。8 剂，善后。

病案回顾

本医案的治疗当中，前后较为顺利，从前面一诊大量分析细小脉象为血虚病机之后，我们一路使用温补太阴血虚的药方，从未失手。

那这样的病案有怎样的启发意义呢？

大家看一看细脉《濒湖脉学》主病诗："细脉萦萦血气衰，诸虚劳损七情乖。"类似这样的理解，除了血虚外还有气虚。除了血气衰弱，还有诸虚劳损七情乖。假如全部这样去理解细脉的话，那细脉主病范围就太为广泛了。我们通过分析后化繁为简：细脉最主要的就是血虚病机。

那其他的怎么解释？

"血为气之母，气为血之帅"，凡是学过中医的人，对这句话再熟悉不过了。那为什么要重提呢？是因为血虚病机的患者，大多数有因血虚而体现出气虚病机症状。"血为气之母"，母病及子，血生不了太多的气，而导致气虚之象。但是主次要分明，血虚是她的主要病机。

而"诸虚劳损七情乖"，这边虚劳病所讲的还是血虚病机导致的，所以只要抓住血虚病机，其他皆可化繁为简。

这个案例关乎细小脉关系。如何理解小脉病机？

《脉语》说"小脉（细脉）形减于常脉一倍"，从这句话大家可以理解小脉的形态，实际上也可以进一步理解小脉的病机。小脉就是细脉进一步加重的结果，也是血虚进一步加重的结果，所以大家可以把细小脉合并理解。

为什么还要把细脉跟小脉分开来讲，这不是增加学术负担吗？

非也！

从细脉跟小脉中，可以分辨血虚有轻重之别，既可以看到血虚病机的轻重，也可以观察疗效的进展。血虚加重了，从细脉变小脉。血虚好转，从小脉变到细脉。

脉象诚实地反映人体气血盛衰，从不欺我也！

为了能让大家快速准确地对血虚病机进行诊断，我们总结的口诀是："血虚：细小血中虚。"

案二十九　夜咳口中干　小脉阴津亏

何谓津液亏虚？津液亏虚是指体内津液不足，脏腑组织官窍失却津液的滋润濡养和充盈所表现的证候。津液亏损程度较轻，主要是指体内水分的丢失者，称为伤津、津亏；津液亏损程度较重者，可称为液耗、液脱。临床上常不作严格区分。

血与津液均属液态，均具有滋润和濡养作用，在生理上运行于脉中的为血液，渗于脉外便化为有濡润作用的津液。二者相互补充，相互影响。与阳气相对而言，血与津液二者均属于阴。

津液亏虚常见临床症状：肌肤干燥粗糙、肌肤甲错、口鼻干燥、口渴、尿少等。

阴虚常见临床症状：口干、心燥、失眠、午后潮热、五心烦热等。

血虚常见临床症状：头晕眼花、毛发干枯、肌肤干燥、失眠、心悸、多梦、烦躁等。

津液亏虚、血虚、阴虚三者都有失却滋润和濡养后的毛发干枯、肌肤干燥、口干等症状出现。

这些症状和津液亏虚症状都有重叠之处。那临床上如何区分呢？

在生理上，血液、津液互充互用。在病理上，血虚、津液亏虚、阴虚可相互影响，互为转化。脉象上有相应特征可循。

让我们先看以下案例，或许能寻得一丝思路。

笔者曾治一久咳伤津案例。初诊时间：2019 年 8 月 8 日。

患者陈某，女，56 岁，以"反复咳嗽 5 月余"为主诉求诊。陈某的姑娘因为腰痛来治疗，发现这边有其他患者因肺炎咳嗽被治愈，而特意请她妈妈来我处就诊。原来她妈妈的咳嗽，跟当初她在门诊见过的那个肺炎患者的咳嗽特别像。她认为，别人能治好，她妈妈也会好。

患者总是从症状上去对比。医者应该从病机上去看疾病的本质。这位妈妈一来，我发现和前面的患者完全不同，只是那种咳嗽声特别像。

先听她姑娘代诉，说的是她妈妈 5 个月前已经咳嗽发热 1 周。到某三甲医院住院，两个星期热退后带药出院，出院后咳嗽不停，回院复诊无效，一直咳到今日。

"有出院小结吗？当初给下什么诊断？"

"有，今天忘了带。当初诊断是支原体肺炎。出院后的 CT 片还说有散在的双下肺炎症。血常规及（即已经正常。用了阿奇霉素、罗红霉素。"患者女儿非常专业地讲述病情，让我有点惊讶。

"你读什么专业啊？是医护人员吗？讲得这么专业？"我不禁好奇地问道。

"是的，我就是二院的护士。"

"怪不得你讲话这么专业，原来是护士呀。你们医院好多人过来看中医呢。"

"是的，原来我从来不信中医，我们同事介绍以后，现在发现中医特别有用！这两天腰好了大半。"她扬起眉头，眉飞色舞地讲着。

"是的，学西医的人很多人不信中医。"我无奈地回答。

"今天让我妈来，也是看到你竟然可以不用抗生素治疗肺炎，让我很惊讶。"她继续讲，表情中充满不可思议的好奇心。

我之前还认为她只是对比咳嗽声而已，原来是专业人士。她是看到了中医竟然可以不用抗生素能治疗肺炎！

多说无益，把脉开方。

脉诊：六脉细小而数，左关沉而细小。

经方脉法思路分析本案

"六脉细小而数，左关沉而细小。"

依"血虚：细小血中虚"病机判断原则，患者出现六脉小，属血虚病机。

依"沉脉病入里"病位判断原则，患者出现左关脉沉，说明病在里。

再依"太阴病：里虚里寒，虚弱太阴"六经判断原则，患者出现里证，是血虚病机，为太阴里血虚证。

从上面的整个辨证来看，好像病机并不复杂，就一个太阴病，也没有合病，治疗应该比较简单才对，为什么拖了 5 个多月？

但是回头一想，咳嗽很少出现血虚，有阴虚的，有里热的，有痰湿的，有外寒里饮的，这血虚咳嗽本身比较少见。但脉象并不浮，太阳表证可以排除。且关脉处于沉位，所以里病可以确定。里病之虚属太阴，太阴之虚有气血、阴阳之亏虚，本身包含着血虚。从理论上与脉象上推理并没有错，我们应该坚信脉诊的正确性。

判定患者为太阴里血虚证，选什么方呢？经方中，当归芍药散是最常用的，但当归芍药散很少用于咳嗽。如果时方呢？四物汤不愧为血虚的代表方。但有人用四物汤来治疗咳嗽吗？四物汤为妇科之圣药，多为经、带、产之常用方，和咳嗽之用方相差甚远。为了慎重起见，查查古籍。

《症因脉治》卷二："引王海藏方之四物汤功在补血。主治血虚咳嗽；肝阴不足，小便不利。"竟然有治疗血虚咳嗽之说，其处方配伍也与当今方剂学教材一致！惭愧呀！医者应博学，而不至于遗漏！

于是处方四物汤加五味子、浙贝母、紫菀，5剂。

四物汤是遵循《症因脉治》主治血虚咳嗽之说，而五味子酸敛可治虚咳。浙贝母、紫菀化痰止咳，对咳嗽症状而设。

"你这不是四物汤吗？炖乌鸡的四物汤吗？"专业的护士就是专业，她又提出专业的质疑了。

《症因脉治》卷二云……"我赶紧搬出《症因脉治》主治血虚咳嗽之说。她一听，惊讶得张大了嘴巴："这是什么古书啊？你们中医书真的一个个都是古董呀！这什么年代啊，你也读得下去！"

"先吃药吧，找中医一定让你好起来！"

"好吧！"她既无奈又不理解！

"你妈妈晚上咳得厉害吧，应该夜间口干，小便短少！"我继续求证道。

"是的，是的，中医把脉怎么知道这些？这些跟咳嗽有关吗？"她又问！

"中西医体系不同，你就像来看腰痛一样，不闻不问，好了就好。"我笑着说道。

"是的是的，问我也不懂，越问越晕。"

二诊：2019年8月13日。

"主任，我妈晚上咳得厉害，白天好像少点。"你一听"好像"，就是知道没效！作为医者，要有准确的判断疗效的功力。

我开始怀疑之前无厘头地分析血虚病机的正确性了，也后悔当初自己没有坚持用经方当归芍药散。或许血虚是对的，只要开了当归芍药散就会好。

脉诊：六脉小而数，左关沉而小。和一诊相比，并无明显变化。难道"血虚：细小血中虚"这个判断口诀有误？

我陷入深思中。

我猛然想起血虚，是以细脉为主，小脉是兼合脉象，而这个患者没有细脉，纯属小脉。小脉的脉管径比细脉更细小，而细脉是因为血液亏虚、无以充盈脉管而导致。而如今脉管径更加细小、那是不是血液亏虚得更加严重、达到阴虚？或者血虚的时候，血管外的津液无力回充血管内，而导致脉管太细小？

思考分析至此，我们基本上有了答案：小脉是血虚之甚，可以是阴虚，也可以是津液亏虚，应该属于阴津亏虚的范畴。

既然属于阴津亏虚，我们选方就另当别选，不再选时方！经方中，哪个方属于对治阴津亏虚又能治疗咳嗽的方呢？六经用方之中，首选麦门冬汤！其中麦冬30g。

只要思路方向准确，用方就不在话下！重拾信心。

拟方麦门冬汤5剂。

三诊：2019年8月18日。

"主任，中药疗效很好！我妈妈这两天晚上基本上不咳了！"中西医对比治疗，就关系到整个中医的面子。有效，她就说中药疗效好，并不说是我这个主任给她治疗好的。

脉诊：六脉小，左关沉小。和二诊脉象相比，小脉几乎一致。神奇的是数脉消失！

依"热：热性涨大，热性升腾。热灼红肿，洪数有力"的病性判断原则，患者出现数脉小，属热性病机。

再依"阳明病：里实里热，实大阳明"的六经判断原则，患者出现热性机，为阳明病。

那有人就问了，我们对于之前的病机怎么没有分析到这个数脉。这是因为在整个脉象的把握之中，要先解决最具特征性的脉象，最具特征性的脉象也就是患者目前最主要矛盾、最重要的病机。先前最具特征性的脉象是小脉，所以我们忽略了数脉，也就是忽略了阳明里热病机。

但是这个被我们忽略的阳明热，则歪打正着先好了！其中说明一个怎样的道理呢？

我们用麦门冬汤，并没有使用苦寒清热药，也就是没有用真正的针对阳明热的药。那阳明热怎么就先好了呢？

麦门冬甘寒为君，主要针对阴津亏虚而设。阴津得到补充，脉管内的血液相对充足，相对小的脉搏量，就有足够的血液运行至全身，行滋润和濡养之功。因而脉搏减低，数脉消息！

如此一分析，豁然开朗！

原来阴津亏虚夹杂的阳明里热，只是一个附加的虚象。只要阴津得到足够的补充，里热自然平息无形。老师冯世纶教授在《经方六经类方证》一书中把麦门冬汤归类成太阴阳明合病方。大家从这个案例的三诊中，可以非常清楚地看出，太阴阴津亏虚是主要的病机，而阳明病是兼病。

我心中愈加坚定！

麦门冬汤 5 剂，其中麦冬 60g。

四诊：2019 年 8 月 25 日。

"主任。我妈妈她不咳了。您再给她把把脉，中医真的很神奇！"她满脸都是崇拜。

脉诊："双寸脉稍细。"和三诊脉象相比，小脉几乎消失，代之的是细脉。而关脉已恢复正常。

小脉已经消失，说明阴津已经得到足够的恢复。细脉的出现，我们可以这样理解，是因为麦门冬汤有效补充了体内津液。脉管外有足够的津液一直回充到脉管内。脉管内血液的充盈，让脉管慢慢地隆起扩张，从脉管径很小的小脉慢慢扩张，恢复到细脉，而患者的关脉即直接恢复到正常。

如此思考，一切皆非常清晰！

嘱其以三诊原方 5 剂善后。

病案回顾

本医案在一诊的时候就遇见小脉，但是因为对阴、血、津液的概念和一直对细小脉象的理解不够深入，而误认为是血虚咳嗽，使用的四物汤加味也未收到疗效！

二诊时，我们反复深入思考细脉的含义。细脉是因为人体内血液不足以充盈脉管，所以脉现细小。它既可以表现为细脉，也可以表现为细小脉。细小脉的意思是细脉到小脉之间的幅度，是以细脉为血虚的经典脉象。

二诊时，我们进一步深思，当脉管径无法代偿，而进一步变小脉的时候，是津液亏虚无力补充脉管内的血液，从而导致小脉。当血液与津液都亏虚的时候，也可以认为是阴津极度亏虚。所以阴津亏虚，主要以小脉为主。

我们在三诊全面印证了前二诊当中所有的思路，并由此提炼出诊断口诀"小脉阴津亏"。

在上述的案例当中，我们还进一步反思一个问题。

当阴津亏虚与阳明里热同时出现，也就是说，太阴里虚与阳明里热同时出现，治疗应该以太阴里虚为本，以阳明里热为标。当太阴里虚得到足够的滋补以后，阳明里热就可不治而愈。

同时，我们也联想到了另外的问题。阴津亏虚与阳明里热同时出现，就非常像脏腑辨证当中的阴虚火旺。那有怎样的关联呢？阴虚火旺在六经当中属于如何判定呢？下一个案例将为大家揭秘。

案三十　阴虚火旺　太阴乎　阳明乎

何谓阴虚？阴虚是指由于阴液不足，不能滋润，不能制阳，引起的一系列病理变化及证候。临床可见低热、手足心热、午后潮热、盗汗、口燥咽干、心烦失眠、头晕耳鸣、舌红少苔、脉细数等症。

阴虚火旺，是指阴液亏虚，虚火亢旺，阴虚则阳亢并化热为虚火，以心烦失眠、口燥咽干、盗汗遗精、性欲亢进、两颧潮红、小便短黄、大便干结，或咯血、衄血，或舌体、口腔溃疡、舌红少津、脉细数等为常见症状。

从上面两组概念来看，阴虚会无法制阳，而出现一系列症状，阴虚火旺则为阴虚阳亢并生热化为虚火。实际上，两者的基础概念并没有太多差别，唯一有差别的是阴虚，体现更多的是阴津的亏虚一面，而阴虚火旺体现的是虚火旺盛一面。

两者的基础都是阴津的亏虚，失却滋润、濡养，导致一系列的病理变化及症状。

阴虚（或阴虚火旺）这一常见的脏腑辨证概念，在六经辨证里面属于什么样的一个观点？

首先，我们可以把阴虚的症状分成两组。一组是阴虚失却滋润濡养功能：口燥咽干、小便短黄、大便干结、舌红少津等症。二组是阴虚则阳亢并化热为虚火：低热、手足心热、午后潮热、心烦失眠等症。

两组一分，自然见分晓，阴虚与火旺，两者既有关联又可分开。

阴虚在六经辨证中可以归入太阴亏虚里面，属于太阴里虚的气、血、阴、阳亏虚的一面。而火旺则可归入阳明里热，属于阳明病里实热的一个方面。

至此明确：阴虚火旺则太阴阳明合病。如何进一步理解这样的定义呢？让我们来看以下案例，或许大家自然能够见分晓！

笔者曾治一心动过速案例。初诊时间：2019 年 9 月 5 日。

患者陈某，男，52 岁，以"反复失眠心悸 6 月余"为主诉求诊。这个老陈与我是本家，平素与我交往甚密，与各大医院教授、主任也交集甚多，怎么一个失眠心悸能6个月没好呢？他给我打电话，说要过来求医之时，我心中甚是疑惑。

一阵寒暄过后，切入正题！

"你最近睡眠怎么不好呢？"作为医者的我先问道。

"哎呀，我总是只睡两三个小时，还一直心慌，心悸得厉害！"他开始面带忧愁地讲述着。

"做过什么检查吗？心电图？心脏彩超？"

"还住院一段时间呢？该查的都查了，这是出院小结。"他递过来一沓检查单。

"给您诊断成抑郁症呀！还有心动过速呢？"我一边翻看着，一边讲着。

"吃了倍他乐克、黛力新、艾司唑仑，心率最低85次/分。但更难受，心烦，心慌，疲惫。不吃倍他乐克，心率125次/分。除了心率外，更加精神。按理说，心率正常，不是更好吗？为什么更不舒服呢？"他讲述病情条理清晰，逻辑性强，提出的问题切中要害。

"我看你平时血压也好，血脂、血糖也不错。最近压力很大吗？有特殊的事情吗？"我问道。

"这个一把手岗位压力很大。特殊事情指的是什么？"他反问道。

"除了工作压力，有没有家庭变故、情感问题、孩子问题等？"我不回避问题地说着。

"工作上退与不退，压力较大。父母今年身体出现较大问题，孩子一直不结婚！"只听人说中年男人压力大，原来有这么大的压力呀！想想，他也确实难。

"那你主要是多方压力集中在一起，压力太大，要放松放松。我给你开些中药降心率，可以先不吃倍他乐克！目前有心动过速，但不是特别快，不考虑做射频消融。"

"某二院的专家也说过射频消融术，但我不是阵发性的，没找着原因，又没甲亢。我还是先吃你的中药。"他深度地了解过自己的病情！

脉诊：六脉滑数有力（心率126次/分）。

经方脉法思路分析本案

"六脉滑数有力。"（心率 126 次 / 分）

依"实热：洪大滑数热，指下有力实"病机判断原则，患者出现六脉滑数有力，属实热病机。

再依"阳明病：里实里热，实大阳明"六经判断原则，患者出现实热病机，为阳明病。

很明确，就是阳明病实热证。没有腑实证的情况，可以选白虎汤。看起来病机很单纯呀，并不难，为什么这么久没好呢？从中医角度看，并没有兼杂其他病机呀。

于是拟方白虎汤 5 剂，其中生石膏 30g。

患者里热壅盛，热迫血行，脉搏加快，而成数脉。而今投白虎汤，以生石膏为君，辛甘大寒，可清泄实热。里热得清，自然身凉脉平。

"吃了这个药，这两三天你都测一下心率，发给我。心率通常会缓慢下降，但不会像吃倍他乐克降那么快。"

"我是用血压计测，还是用血氧仪测？"

"都可以，血氧仪夹一下比较简单。"我详细嘱咐道。

老陈非常信任地取药而去。

二诊：2019 年 9 月 10 日。

"陈医生，这两天测了，心率降了一点，现在差不多 106 次 / 分"老陈非常高兴地说道。

"有效就好，我给您加把力，争取全面降到正常！"我也非常有信心地回复道。

脉诊：六脉滑数（心率 106 次 / 分）。与一诊相比，有力脉象消失，数脉较前明显好转。心率从之前 126 次 / 分，降到今日的 106 次 / 分。这也是一种进步。

依"实热：洪大滑数热，指下有力实"病机判断原则，患者二诊心率数而有力皆有削减，说明实热病机明显变化。

病机不变，疗效显现，守方不变。于原方续进 5 剂。

三诊：2019 年 9 月 15 日。

"陈医生，这两天心率依然是 104 次 / 分到 106 次 / 分。药方没改，按理说应该进步才对！"老陈讲述病情的时候，自我分析道。

"睡眠跟精神怎么样？"

"睡眠好转，精神也好转，还是心悸！"老陈简单而扼要地讲着。

脉诊：六脉稍细而数（心率104~106次/分）。与二诊相比，滑脉消失，代之的是稍细脉象，而数脉依旧。

思之：稍细脉象不明显，不足应为主要病机，目前仍然是以数脉为主，依旧是以阳明里热为主。我们应该谨守病机，加大剂量。

拟方：白虎汤5剂。其中生石膏60g。把生石膏从原来的30g翻倍使用，我就不相信心率压不下来！

四诊：2019年9月20日。

"陈医生，这两天心率依然高。今天111次/分。研究一下问题出在哪里？"老陈满脸疑惑。我也满心疑问！

按理说，不应该呀。阳明里热病机没错，前面一诊也有效，药方也没有大幅度改动，只是加大了剂量，应该更好才对。今天有反弹迹象，问题出在哪里？

脉诊：六脉数，寸脉细，关尺脉小（心率112次/分）。与三诊相比，脉象更细小了！难道这个细小脉成了目前的主要病机？

依"血虚：细小血中虚"及"津液虚：小脉阴津亏"的病机判断原则，患者寸脉细而关尺脉小，细小为血虚，而小脉为阴津亏。患者关尺小，主要特征表现为小脉，说明患者从血虚往阴津亏虚发展。

难道这是阴虚而火旺？

依"太阴病：里虚里寒，虚弱太阴"六经判断原则，患者出现阴津亏虚病机，为太阴病。

综合上述分析，患者则为太阴阳明合病。目前，太阴病成为主要矛盾所在。

根据六经常用药方，阳明病没有腑实证，可用白虎汤。如果兼合太阴亏虚，可以用白虎加人参汤。但白虎加人参汤主要针对太阴气虚，而今属太阴阴虚，不甚符合。另选他方。

假如是阳明病，选白虎汤。太阴阴虚，可选百合知母汤、百合地黄汤。患者本来就有心悸、失眠、心烦的症状，百合知母汤、百合地黄汤也更加对症。

思考再三，我决定三方合用。

拟方白虎汤加百合知母汤加百合地黄汤。5 剂。

"据脉象分析，应是体质变虚，我给你加强滋补的力量，心率应该很快降下来。不必紧张！"我语气坚定，非常有信心地跟老陈讲着。

"嗯，嗯，有道理。"老陈若有所思地点点头附和着。感觉老陈好不容易见到希望，又失望了，信心有所动摇。

五诊：2019 年 9 月 25 日。

"陈医生，这次效果挺好，你的分析是正确的。"老陈非常满意地点头称赞道！

"这几天心率多少？"

"挺好，挺好，86 次 / 分。"老陈特别开心地笑着。

病案回顾

本医案治疗的过程历经五诊，其中可谓一波三折。还好，最后圆满收官。接受的教训目前回想起来历历在目。

从一诊脉诊所表达出来的病机看，判断为阳明里热病机本身并没有错，也通过相应的阳明里热专用经典方白虎汤直折里热。患者里热得清，心率下降。

没想到的是二诊、三诊时疗效踌躇不前，甚至有所反复。

万幸的是，我们在三诊当中发现细微的脉象变化，抓住隐藏在阳明里热之下的太阴阴虚。根据太阴阴虚病机，我们合用了百合地黄汤、百合知母汤，成功地降下了心率，取得显著疗效。

这里就出现一个问题。

有人问，百合地黄汤、百合知母汤在冯老《经方六经类方证》当中归类为阳明病方。本身为一阳明病机，使用起来并没有错，何来太阴病一说？

我们在临床实践当中把百合地黄汤证、百合知母汤证归类为阳明太阳合病，与之前冯老教导我们不同的是，增加太阴病一说，这是从脉象来进行归类的。

只因为百合地黄汤证、百合知母汤证必然出现细小之脉甚至以小脉为主的脉象，才可以发挥其良好的疗效。而小脉属阴津亏虚之脉象。当然，患者也出现相应的阴津亏虚、失去濡养所致的口燥咽干、心烦失眠等症状，所以我们把百合地黄汤、百合知母汤归类归入阳明太阴合病类方。

百合地黄汤证、百合知母汤证的症状和处方组成从脏腑辨证的角度来看，属于阴虚火旺。从六经辨证角度来看，属阳明太阴合病。于是，我们认为：阴虚火旺就是属于六经辨证中的阳明太阴合病。如果单纯是阴津亏虚，失却濡养作用，就属于太阴病。如果阴虚而阳亢或火旺症状出现，就是合并阳明病。

附录　经方脉法诊断大方向口诀简版

四大病机：虚、实、寒、热

寒热虚实特征（大方向脉象）

寒：寒性收引，寒性下沉。寒饮冰冷，寒凝迟缓。

热：热性涨大，热性升腾。热灼红肿，洪数有力。

虚：虚性不足，虚性软陷。虚性沉衰，虚弱无力。

实：实性有余，实性旺盛。积滞亢进，实大刚硬。

十二类病机：实热、实寒、虚寒、虚热；气滞、血瘀、痰湿水饮、食积、腑实、气虚、血虚、津液虚。

实热：洪大滑数热，指下有力实。

实寒：弦紧大实寒，缓而有力实。

虚寒：细小微弱虚，迟缓弦虚寒。

虚热：细小虚弱虚，疾数无力热。

气滞：气滞弦有力。

血瘀：涩脉主瘀血。

痰湿水饮：弦滑携痰饮，软濡黏水湿。

食积：食积关浮涩。

腑实：腑实尺沉大。

气虚：虚软无力气。

血虚：细小血中虚。

津液虚：小脉津液亏。

六经（太阳、阳明、少阳、太阴、少阴、厥阴）

六经病机脉象大方向

太阳病：表实表虚，实浮太阳。

少阴病：表虚寒者，虚浮少阴。

少阳病：上热气滞，实弦少阳。

厥阴病：上热下寒，虚弦厥阴。

阳明病：里实里热，实大阳明。

太阴病：里虚里寒，虚弱太阴。

病位病机：表证、半表半里、里。

表证：浮脉病在表。

里证：沉脉病入里。

半表半里：稍浮病半表。

三焦对应：病在上焦应双寸，病在中焦应双关，病在下焦应双尺。

左寸应心，右寸肺。

左关脾胃，右肝胆。

左尺肾精，右命门。

常用经方

太阳病：麻黄汤，葛根汤，桂枝汤，麻杏石甘汤，麻黄连翘赤小豆汤，黄芪桂枝五物汤。

少阴病：桂枝加附子汤，麻黄附子甘草汤。

少阳病：小柴胡汤，四逆散，黄芩汤，柴胡桂枝汤。

厥阴病：柴胡桂枝干姜汤，半夏泻心汤，甘草泻心汤，乌梅丸，黄连汤，温经汤，肾气丸。

阳明病（里热）：白虎汤，泻心汤，茵陈蒿汤，栀子豉汤，白头翁汤。

里实：大承气汤，小承气汤，调胃承气汤，厚朴三物汤，麻子仁丸；下瘀血汤，桃核承气汤，大黄牡丹汤，抵当汤，大黄䗪虫丸；大陷胸汤，小陷胸汤，己椒苈黄丸，葶苈大枣泻肺汤，《千金》苇茎汤，猪苓汤。

太阴病（里实寒）：理中丸、大建中汤、吴茱萸汤、甘草干姜汤、桃花汤、苓甘五味姜辛汤、瓜蒌薤白半夏汤、瓜蒌薤白白酒汤、枳实薤白桂枝汤。

里虚寒：四逆汤、通脉四逆汤、四逆加人参汤、附子汤、茯苓四逆汤。

里虚：气虚：厚朴生姜甘草人参汤、旋覆代赭汤、茯苓饮、枳术丸、泽泻汤、猪苓散、茯苓杏仁甘草汤、肾着汤；血虚：芍药甘草汤、甘草小麦大枣汤、当归芍药散；阴虚：芎归胶艾汤、酸枣仁汤、麦门冬汤。